あなたは、どんな腸活をしていますか？

「毎日、ヨーグルトを食べています」

「納豆とか発酵食品は欠かしません」

「野菜や海藻をたっぷり摂るようにしています」

なるほど、どれも腸にとってよいことばかり。口から入るものは、の環境を整えるのに、とても大切です。

も、ちょっと待ってください。知っていますか？　腸活にもっとな要素があることを。

れは「運動」。

かく食べ物に気をつけていても、運動が足りなければ血流が悪て腸は動かず、腸活は片手落ち。

血流が悪くなると、腸のまわりの血管に栄養や酸素を運ぶ血液が十分送り込まれないため、腸の動きが悪くなります。

腸はぜんどう運動をすることで、消化・吸収したものを先へ先へと送り出しています。

血流が悪くなると、このぜんどう運動に支障が生じ、便秘などのトラブルを起こします。

たとえれば、材料だけをそろえたとしても、工場が稼働できないため製品が製造できず、さらに物流が滞《とどこお》って出荷することもできないのと同じことです。

また、高齢になると動脈硬化を起こしやすくなることはよく知られていますが、腸のまわりの血管も同様です。その血管が動脈硬化を起こした場合、栄養が届かなくなることで、腸が炎症を起こすことがあります。

そこでおすすめしたいのが「ゆるジャンプ」。ジャンプといっても、高く跳ぶわけではなく、足が浮くくらいの軽い跳び方でＯＫ。縄を使わずに行う軽〜い縄跳びのようなものです。

ゆるジャンプを行うと、ふくらはぎなどの筋肉をしっかりと動かすので全身の血流がよくなり、腸にたっぷりと血液が送られ、その働きがよくなります。

体の動きとともに内臓が適度にゆれ、刺激されることもメリットのひとつです。

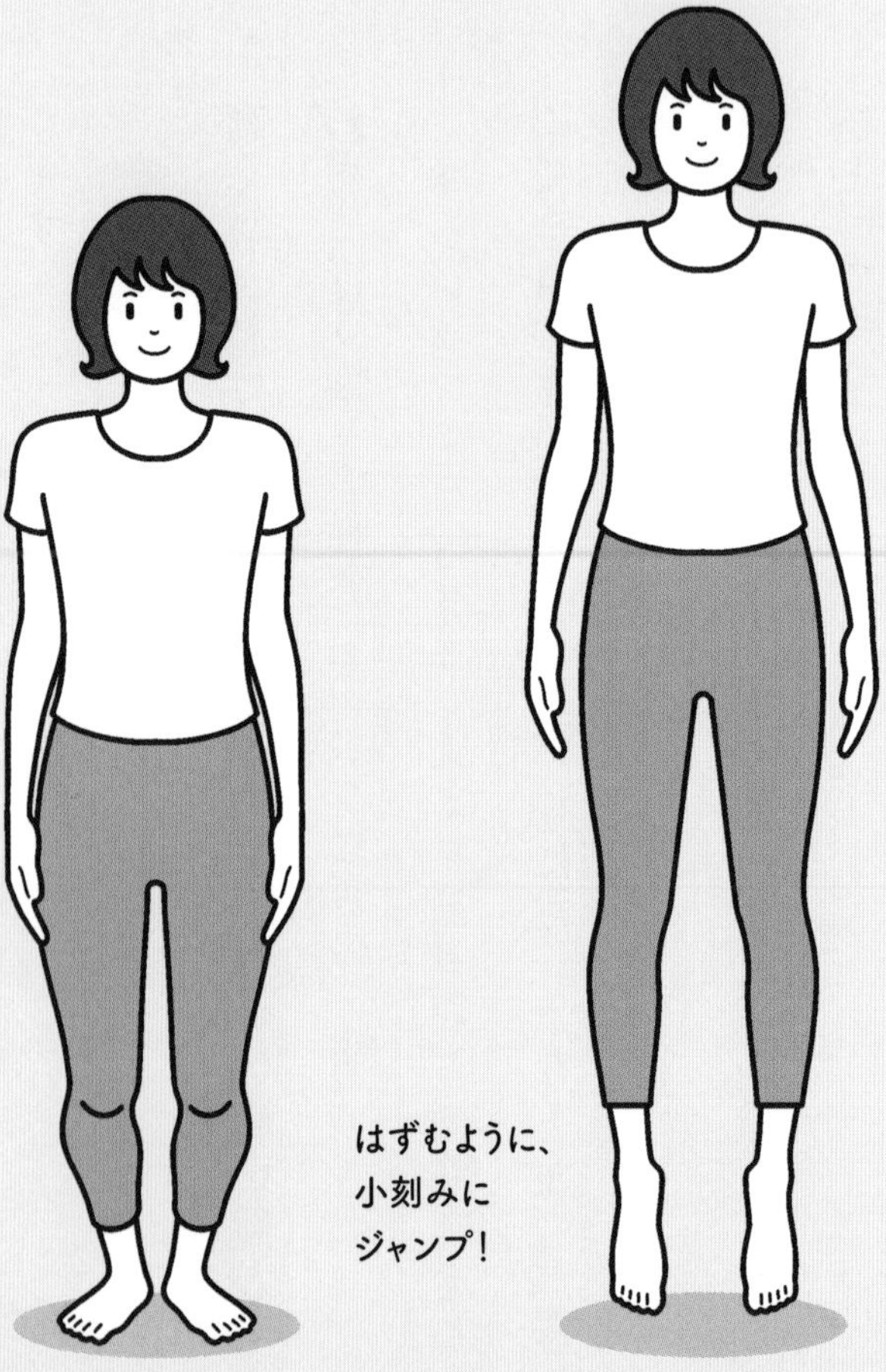

動画で、著者が解説しながら、基本のゆるジャンプを実演します。右の QR コードで読み取ってご覧ください。QR コードが読み取れない方は、以下の URL を入力するか、「YouTube　冬樹舎チャンネル」で検索してアクセスしてください。
https://youtu.be/T8pZWZn73fw

ご注意

ゆるジャンプをやってはいけない人

✕ 心臓病、脳血管の病気、胃腸など消化器系の病気で運動を止められている人

✕ 膝や足首、股関節などの病気、腰痛など、骨・筋肉・関節に関連する病気がある人

以上の方は、ゆるジャンプをお控えください。

※その他の病気で通院中の方は、主治医の先生にご相談ください。

第3章 「ゆるジャンプ、続けています」「ゆるジャンプ、始めました」――実践者の「腸」体験

第4章 ゆるジャンプ＋有酸素運動で最強の腸活に

第5章 消化からメンタルまで、腸がカギを握る

第6章 ヒトは腸とともに老いる

第7章　腸内フローラをすこやかに保つ食べ方、キホンのキ

第8章 その不調、腸のカビが原因かもしれません

第1章

「ゆるジャンプ」で腸をもっと元気にしよう

「運動」で血流がよくなり、腸のぜんどう運動が促される

今、もっともホットな話題、腸活。最近では腸内細菌の研究も進み、毎日のようにさまざまな情報が耳に入ってきます。

毎日の食事に気を配ったり、サプリを欠かさない人も多いはず。

口から取り入れる食事ももちろん重要ですが、腸活に不可欠なのが運動です。腸を働かせ、便をスムースに排出するために、腸自体を丈夫にする運動は欠かせません。運動は食事とともに、腸活のための両輪を形成するもの、といってもよいでしょう。

これからご紹介する「ゆるジャンプ」に限らず、運動は体全体の血流をよくします。すると、腸管に栄養を運ぶ血管にもたっぷりと血液が届けられます。

小腸、大腸は平滑筋《へいかつきん》でできており、収縮と弛緩《しかん》を繰り返して内容物を押し出しています。この動きを「ぜんどう運動」と呼んでいます。

ぜんどう運動を行うためには、潤沢《じゅんたく》な血液が必要です。運動によって血流がよくなって酸素や栄養がたっぷりと腸に送られると、このぜんどう運動が促され、腸の動きがよくなります。

なお、ぜんどう運動には、便を押し出す力が強力な大ぜんどう運動もあります。時に大きな便意を催し、チューブで押し出すように便が出ることは、誰でも日々経験していると思います。

もともと、人には、食べ物を口にした時に腸が動くというメカニズムが備わっています。これは胃・結腸《けっちょう》反射と呼ばれるもので、普通のぜんどう運動の約２００倍の速さで便が押し出されます。特に朝食後の胃・結腸反射が強いことが知られていますが、一般に、１日に数回起きます。

これらのぜんどう運動が滞りなく行われるよう、体を動かすことでたっぷりと血液を送りましょう。

年とともに血管は老いる。腸のまわりの血管も動脈硬化を起こすことも……

年とともに、動脈の壁は厚くなって硬くなり、弾力を失ってきます。これが「動脈硬化」と呼ばれる現象です。

冠動脈や頸《けい》動脈、脳動脈などで動脈硬化が進んだ場合には、血栓《けっせん》（血のかたまり）が詰まって、心筋梗塞や脳梗塞を引き起こす可能性があります。

「動脈硬化」というとこれらの病気が連想されますが、動脈硬化は、こういった大きな血管ばかりでなく、小さな動脈にも生じます。

腸のまわりの血管も例外ではなく、加齢に伴って、動脈硬化を起こし、劣化・老化が進む可能性があります。

さらに悪化すると、血流が途絶えて、腸が動かなくなることがあります。

これが「虚血性大腸炎《きょけつせいだいちょうえん》」という年配の方に多い腸の病気で、高齢者をよく診ている病院ではポピュラーな病気です。

虚血とは、血管に十分な血液が送られなくなった状態をいいます。虚血性大腸炎では、酸素や栄養が送られなくなってしまうため、腸壁に炎症や潰瘍《かいよう》が生じます。

そのため、強い腹痛や下痢・血便といった症状が現れます。突然の血便に驚く方が多いのですが、絶食をはじめとした食事療法を行うことでよくなります。

症状は、便秘などで強くいきんだ際に腹圧がかかったことがきっかけとなり、腸の粘膜への血流が低下した場合などに起こりやすいものです。

多くの場合、左側の大腸、下行《かこう》結腸やS字結腸の部分に発症しやすく、お腹の左側から下腹部にかけて痛みます（下行結腸、S字結腸などの位置は83ページ参照）。

これはあまり知られていませんが、腹部大動脈から枝分かれして腸（小腸や大腸）に栄養を届ける上腸間膜《じょうちょうかんまく》動脈という血管に動脈硬化が進んだ場合にも、心臓や脳と同じように上腸間膜動脈血栓症という病気を起こし、腸に血液を送ることができなくなります。腸が壊死《えし》してしまうことがあり、致死的な状況に陥《おちい》ることもあります。

年齢とともに、毛細血管にも老化が進むことが最近、明らかにされています。毛細血管を構成している内皮細胞を外側から取り囲む壁《へき》細胞がはがれてしまい、血管の機能を果たすことのできない「ゴースト化」が生じることがあるのです。

毛細血管は、全身の血管の9割以上も占めているのですから、全身の健康を左右するといってもよいでしょう。

運動不足では腸が働かない。「ゆるジャンプ」で食欲が出て、便も出やすくなる

運動不足になると、血管のゴースト化が進みます。

運動によって血液をくまなくめぐらせることで、毛細血管のゴースト化を防いだり、弱った毛細血管を再生することができます。

血管の内側の壁である内皮細胞は、血流がよくなると、一酸化窒素を放出します。この一酸化窒素は、血管を拡張させ、そのしなやかさを保つ働きがあります。運動によって血流が促されると、一酸化窒素の分泌が促されます。

ふだんからよく運動を行い、血流をよくすることで、小さな血管も守られ、消化管である小腸や大腸がよく動くようになります。

ゆるジャンプではふくらはぎをよく動かすので、足にたまった血液を心臓に送り返すことができ、全身の血液循環がよくなります。

また、胃腸を安定させるためには、体幹がしっかりしていることが不可欠です。ゆるジャンプでは体幹が鍛えられるので、胃腸だけでなく、ほかの内臓もある程度安定させることができます。

高齢者は、食事量が減る、日常の身体活動量が低下する、腸自体の機能が衰えるといったことに加えて、排便に関わる筋肉（腹筋、骨盤底筋群《こつばんていきん》など）の筋力低下などで便秘を起こしやすくなります。これに対して、ゆるジャンプを取り入れると、食欲が出て食事が進むうえ、腸自体を丈夫にして、排便する力もつきます。

高齢でも日常、よく体を動かしている人は、腸がしっかりしているといいます。これはあくまで印象であり、医学的に検証されたわけではありませんが、内視鏡で多くの人の腸を見てきた医師は経験上、スコープを動かす感触で、腸やそのまわりの筋肉が運動不足かどうかがわかるといいます。

足が床から離れるくらいでも効果あり。誰でもどこでもできる「ゆるジャンプ」

ジャンプといっても、高く跳ぶわけではありません。その場で縄跳びをする要領で小刻みに軽く跳ぶだけの方法で、足が床から離れるくらいでも効果があります。

ゆるジャンプを考案するきっかけとなったのは、数年ほど前、幼い娘にかつて得意だった縄を使った二重跳びを見せようとしたところが、あえなく1、2回で足がもつれてしまったこと。若い頃は100回、200回、二重跳びができていたので、軽く20回は見せられるはずが、この体たらく。

縄跳びを練習しようと決意したのですが、縄跳びをするためには縄とスペースが必要です。でも、気づいたのです。跳ぶだけならどこでもできる、と。

そして、朝昼晩と3回、その場で跳ぶことを日課にするようになりました。最初は10回程度でふらふらしていましたが、1か月程度で100回は跳べるようになりました。体力が落ちていることにショックを受けたのが発端となって、ジャンプだけなら縄も要らず、どこでもできると始めたのです。

ゆるジャンプに加えて軽い糖質制限を行ったおかげで、1年で体重が10kg減り、腹囲も5cm細くなるというダイエット効果も手に入れました。

ゆるジャンプは全身運動であり、筋トレとともに短時間で有酸素運動もできる、効率のよい運動です。

ゆるジャンプには、腸活のほかに役立つメリットがたくさんあります。特に、健康寿命を伸ばすのに、大きな力を発揮します。

腸だけでなく体中を元気にする「ゆるジャンプ」9つの効果

効果1 太ももを鍛えて足腰を丈夫にし、健康寿命を延ばす

太ももの筋肉は、ジャンプすることで鍛えられます。

太ももの前面には大腿《だいたい》四《し》頭筋《とうきん》という、下腿《かたい》を伸ばす時に働く、体の中でもっとも大きな筋肉群があります。

ゆるジャンプでは、大腿四頭筋に加え、太ももの裏側にあるハムストリングスという、膝を曲げる時に働く筋肉群も鍛えられます。ハムストリングスも、大きさの上では大腿四頭筋と並ぶ重要な筋肉です。

日本人の寿命はどんどん伸びて、人生１００年時代といわれるようになりましたが、

晩年、日常生活で介護を必要とする期間は約10年以上にものぼります。

その約10年を、介護を必要とせずに生活する——健康寿命を延ばす——ためには、どうしたらよいか。

私が勤めている愛媛大学医学部附属病院では、国立大学で初となる「抗加齢センター（現・抗加齢・予防医療センター）」を２００６年に立ち上げ、健康で長生きするための研究や治療に取り組んできました。

研究の結果、下半身の筋肉を強化することが、健康で寝たきりや認知症にならず、できるだけ自分の足で歩く、自立した生活につながることが明らかになってきました。

太ももの筋肉量が少ないと、動脈硬化が進行しやすく、骨も衰え、体のバランス能力が低下して、転倒しやすくなるのです。

効果２ 血流がよくなって心臓への負担が減り、高血圧の予防・改善に

ふくらはぎの筋肉（下腿三頭筋《かたいさんとうきん》）には、心臓から送られてきた血液を心臓に戻すポ

ンプ機能があります。

この筋肉は、重力に逆らって、血液を送り返しているのです。筋肉が弛緩と収縮を繰り返すとともに、筋肉内の静脈も弛緩と収縮を行うことで、下半身に流れ込んだ血液を心臓へと戻すことができます。この筋肉が衰えると、ポンプ機能を十分に果たすことができなくなり、血流が悪くなります。

前述したように、ゆるジャンプでは、このふくらはぎの筋肉も強化されます。ゆるジャンプでそのポンプ機能を高め、全身の毛細血管までくまなくたっぷりと血液を届けることができるのです。

血液の循環がよくなれば、心臓にかかる負担が減るため、高血圧を防いだり、改善したりします。

効果3 代謝がアップし、血管の若さを保つ。お腹も凹《へこ》む

ゆるジャンプは、太ももやふくらはぎだけでなく、全身の筋肉も使う全身運動です。

全身の筋肉を使うと、代謝がアップします。

ゆっくりと呼吸を整えながら行うので、酸素を取り込みながら行う有酸素運動です。有酸素運動によって、血管は柔らかさ、若さを保つことができます。

つまり、ゆるジャンプは筋トレに加えて有酸素運動を行うことができ、効率よく運動することができるのです。

跳び上がる際にはお腹のあたりにも力が入っています。そのため、腹筋も引き締められます。それは、私自身も実感していることです。

ゆるジャンプは、想像以上に強度の高い運動です。

身体活動の強度を表す単位に、メッツ（METs＝metabolic equivalents の略）があります。

これは、身体活動が安静にしている状態を1として、その何倍のエネルギーを消費するかを表したものです。安静にしている（横になったりすわったり）状態が1メッツで、その何倍かを示す数字で運動の強度を知ることができます。

国立健康・栄養研究所のデータによれば、ゆるジャンプに近い縄跳びのメッツは

12・3です（2012年改訂「身体活動のメッツ（METs）表」による）。

歩行のメッツは3・0、ジョギングが7・0、ランニングが8・0ですから、縄跳びに近いゆるジャンプが相当の強度であることがわかります。ジョギングの約1・8倍の強度にあたるわけです。

なお、カーブスの所定のトレーニングのメッツは3・5です。ご参考まで。

効果4 人体で最大の筋肉が鍛えられ、糖尿病の予防・改善に役立つ

糖の一部は脂肪にも貯えられますが、多くは筋肉が貯蔵しています。筋肉は、糖を取り込み、グリコーゲンとして貯えるのです。つまり、血糖値の調整の役割も担っているともいえます。

前述したように、大腿四頭筋やハムストリングスといった太ももの筋肉は、人体でもっとも大きな筋肉。

ジャンプする時には、これらの筋肉を使いますから、効率よく体内の糖を取り込む

ことができます。そのため、血糖の上昇が抑えられます。

筋肉の量が減ると、糖を貯えるスペースが狭くなり、糖を調節する力が弱くなって、血糖値が変動しやすくなります。

太ももを鍛えることで、糖尿病を予防・改善する効果が期待できます。

効果5 重力の負荷がかかって骨が丈夫になり、折れにくくなる

地球の重力の負荷は骨の強度にとって、とても大事です。人体は常に地球の重力に引っ張られていますが、跳ぶことによって、骨にはさらに重力の負荷がかかります。

骨《こつ》細胞は常に古い細胞がこわされて吸収され、一方では、新しい細胞がつくられてそれに置き換わるという新陳代謝を行っています。重力がかからない状態になると、古い細胞の破壊・吸収のスピードに新しい細胞の生成が追いつかなくなるため、骨密度が低下します。

ジャンプする時には、ふだん以上に重力の負荷がかかり、新しい細胞の生成が促さ

れて、骨が丈夫になるので、骨折の予防も期待できます。

効果6 骨から若返りホルモンが出て、記憶・認知機能を改善させる

骨は体の骨格をつくる大切な役割がありますが、実は、若返りにも役立つ働きがあることをご存じでしょうか？

骨は、単純に表せば「骨ホルモン」ともいうべき物質を放出しているのです。

これは、骨細胞とともに骨を形成している骨芽《こつが》細胞から分泌されるタンパク質、「オステオカルシン」。コラーゲンとともに骨の構造を支えている物質ですが、その一部は血液の中に放出されて、体の各部に影響を与えます。

脳に対しては、神経細胞の結合を維持させ、記憶・認知機能を改善させます。また、膵臓の働きを促し、インスリンの働きを活性化します。その他、肝臓や心臓を活性化したり、小腸では糖などの栄養吸収を促進したりします。

その結果、動脈硬化や糖尿病をはじめ、多くの病気の予防・改善にもつながるので

す。

骨に運動で力を加えると新しい細胞がつくられ、その時、骨芽細胞が増えるだけでなく、通常より早いタイミングでオステオカルシンが分泌されます。

このオステオカルシンを増やす意味で、ゆるジャンプは効果的です。

また、「かかと落とし」（46ページでご紹介します）でも効果が得られます。これらの運動が単に骨折や骨粗しょう症を防ぐだけではなく、各臓器の働きを活発にして全身の若返りのために役立つ可能性があるといえるでしょう。

効果7 転倒しにくくなり、肩こり・腰痛対策にも

ゆるジャンプでは、元の位置とずれることなく着地するよう心がけます。

背すじを伸ばして真上に跳び、元の位置にまちがいなく着地する動作では、体幹をしっかり保つ必要があります。ということは、この動作により、体幹をトレーニングしていることになります。

背すじをしっかりと支えている、背骨のわきにある脊柱起立筋《せきちゅうきりつきん》やその周辺で体の中心を支えている筋肉が鍛えられるのです。

体幹がしっかりしていると、バランスをくずしてふらついたり、転倒しにくくなります。

体幹が弱体化し、体のバランスがくずれると、肩こりや腰痛の原因にもなります。

効果8 肩甲骨を動かすことで、肥満を解消し、高血糖を防ぐ

両手を上に伸ばして行うジャンプ法もご紹介しますが、この動作では上半身の筋肉も使います。

背中の肩甲骨《けんこうこつ》（背中の上部の左右にある三角形の平たい骨）も外に開き、代謝がさらにアップするという効果が得られます。

肩甲骨の付近には「褐色《かっしょく》脂肪細胞」が密集しています。ここには、熱をつくるミトコンドリアという細胞内器官が多く存在しており、熱を生み出す働きがあります。

脂肪細胞には、褐色脂肪細胞のほかに白色脂肪細胞といって、血液中に増えた脂肪や糖を取り込み、エネルギーとして蓄える働きを持つもう1種類の細胞があります。

この白色脂肪細胞と反対の働きをするのが褐色脂肪細胞で、熱をつくり出しているのです。褐色脂肪細胞が熱を生み出す能力は、筋肉の何十倍もあると言われています。

褐色脂肪細胞はこうしてエネルギーを消費することで、肥満や糖代謝を改善します。

この褐色脂肪細胞は、一般に加齢とともに減少します。肥満や糖尿病を予防・改善するためには、加齢とともに減少するこの褐色脂肪細胞を活性化させる必要があります。

効果9 気分転換になり、ちょっとしたストレス対策にも

気分を変えたい、という時にはゆるジャンプしてみませんか？

ゆるジャンプは気分転換にも効果的です。

ジャンプすることで、気分の適度な高揚感が得られます。

人間は常に重力に引っ張られています。重力に逆らって跳ぶことで、いつも下方に引っ張られている筋肉を上に上げ、一瞬でもこの重力から解放されます。このことが、一種の爽快感を生むのではないかと思います。

スポーツシーンで選手がジャンプする姿は、気持ちのよいものです。走り高跳び、棒高跳び、バレーボール、バスケットボール……これらの競技で、選手がジャンプしながらプレーする瞬間は、ワクワクしますね。

人間は、鳥のように天空を飛ぶことは不可能ですから、天に向かって跳び上がることにある種の憧れがあり、快感が感じられるのだと思います。

第2章

その場で跳ぶだけのお手軽エクササイズ「ゆるジャンプ」

さっそく、ゆる〜く跳んでみましょう

むずかしいテクや決まり事なし。今すぐ始められます！

●腸活のためのゆるジャンプ法

朝食前に10〜20回ほど（できる方はもっと多くてもＯＫ）軽くゆるジャンプして、体を目覚めさせましょう。可能であれば、昼と夜にもジャンプしましょう。最初はできる回数だけ、ゆるジャンプをします。徐々に回数を増やしていき、１００回をめざしましょう。食後、あるいは食前のタイミングで行います。

朝と晩の2回だけでもＯＫです。私はお風呂が大好きで、朝食後と夕食後の2回入浴しています。そして、入浴後の体が温まった状態でゆるジャンプをしています。

●クッション性のある敷物を敷いて

屋内ではバスマットやヨガマットのようなクッション性のある敷物を敷き、足首や膝を痛めないようにします。

私は、浴室の脱衣所にあるバスマットにタオルを重ねて行っています。集合住宅であれば、敷物を厚くするなどして、階下への振動や騒音には十分注意しましょう。屋外なら、足首や膝への負担を避けるため、コンクリートやアスファルトは避けます。固い地面で行う場合には、トレーニングシューズをはきましょう。

ゆるジャンプにトランポリンを使う方もいらっしゃるようですが、トランポリンのように大きく跳ぶ動作では、腹腔内圧が上がりすぎて、骨盤底筋群が痛むことがあります。ゆるジャンプでは骨盤底筋群が鍛えられますが、トランポリンを使うことで逆効果になることがありますので、その使用には注意が必要です。

●何歳でもOK

何歳になっても、ゆるジャンプは可能です。高く跳ぶ必要はなく、足が床から離れるくらいでも十分です。体と相談しながら、無理のない回数から始めましょう。

●痛みが出た場合

足首や膝などに痛みが出たら、ジャンプは休みましょう。痛みが長く続くようなら、医療機関で診てもらってください。

ジャンプの前に準備運動をしましょう

準備運動で手足をほぐし、体への負担を減らして、けがを防ぎましょう。

1

手首、足首をゆっくりまわす

手首、足首を両方向にゆっくりまわします（20回程度）。手足をぶらぶらさせるだけでもOK。

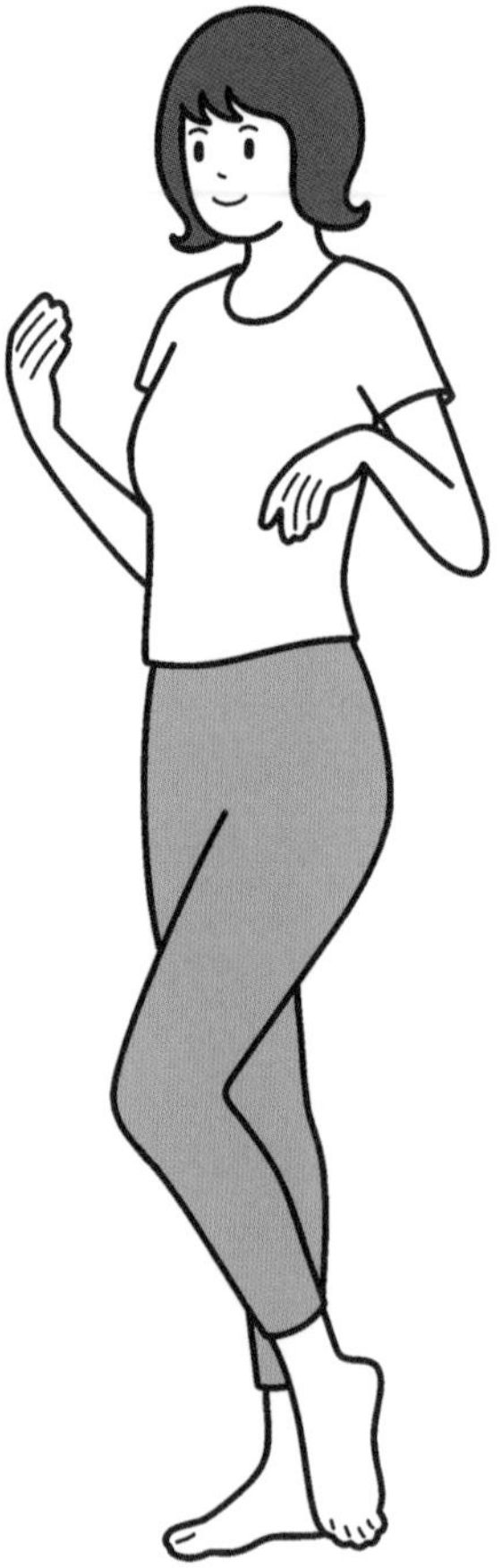

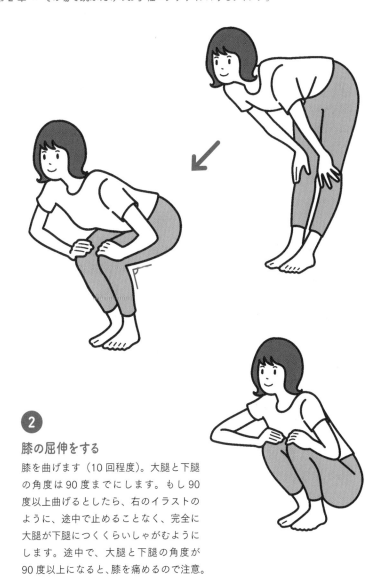

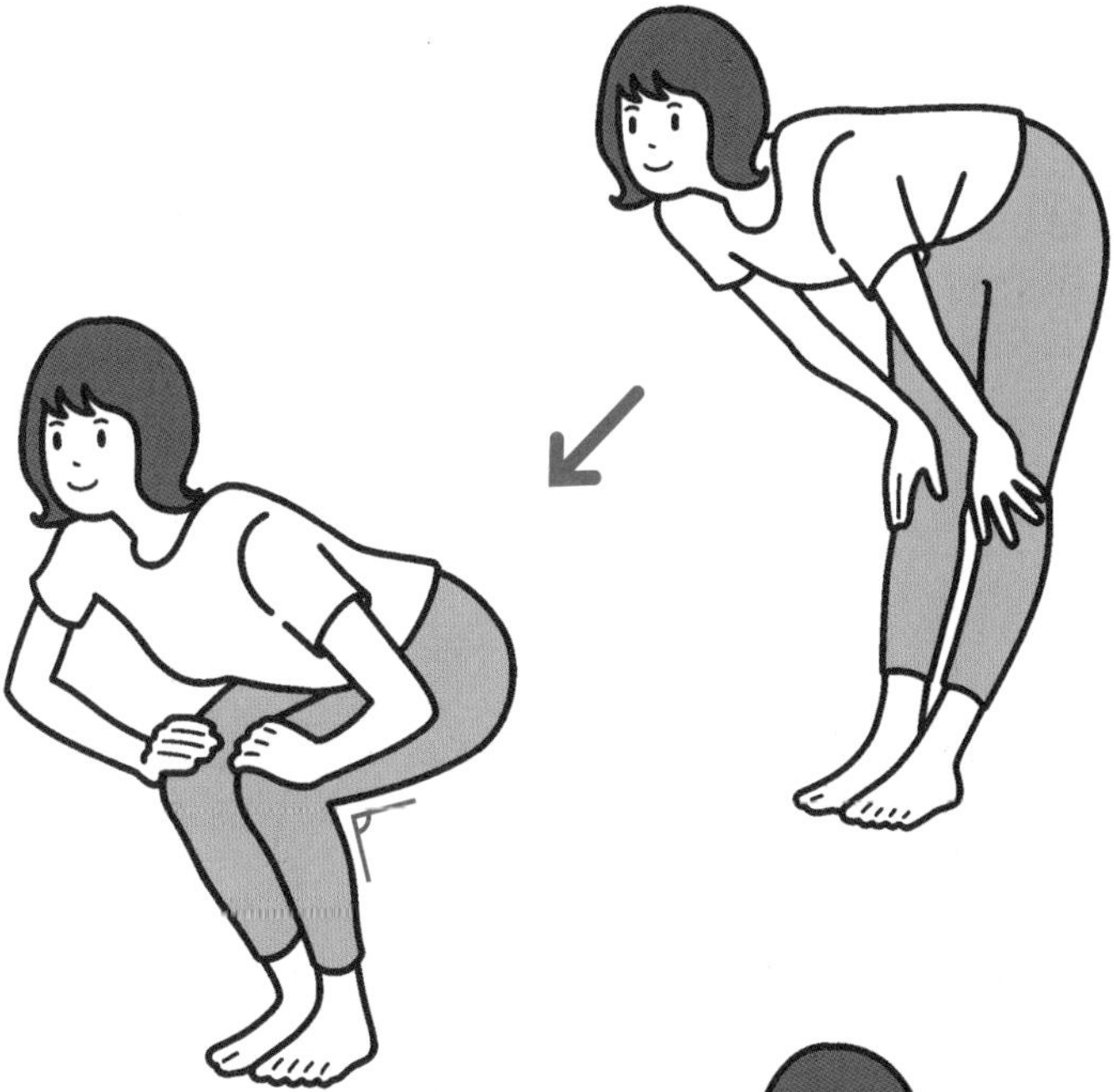

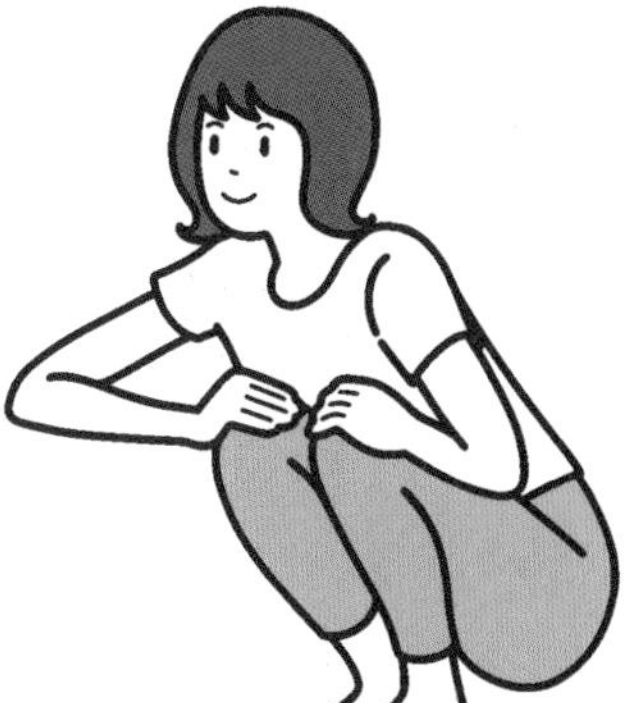

2

膝の屈伸をする

膝を曲げます（10 回程度）。大腿と下腿の角度は 90 度までにします。もし 90 度以上曲げるとしたら、右のイラストのように、途中で止めることなく、完全に大腿が下腿につくくらいしゃがむようにします。途中で、大腿と下腿の角度が 90 度以上になると、膝を痛めるので注意。

基本のゆるジャンプから始めましょう

軽～く跳ぶだけのエクササイズ。無理のない回数から始めてみましょう

最初は数回でもOKです。回数にはこだわらずに軽くジャンプします。慣れないうちは柱などを支えにしたり、ふらつくような時には、とっさにつかまれるよう壁の近くなどで行うとよいでしょう。私がジャンプする時には、心の中でヴァン・ヘイレンの「ジャンプ」が流れています。私は1分間で100回跳んでいますが、回数にはこだわらず、自分のペースでジャンプを楽しみましょう。

❶

両手足の力を抜いて、背すじをまっすぐに伸ばして立つ

手は、体の側面に自然に下ろします。目線はまっすぐ、正面を向きます。

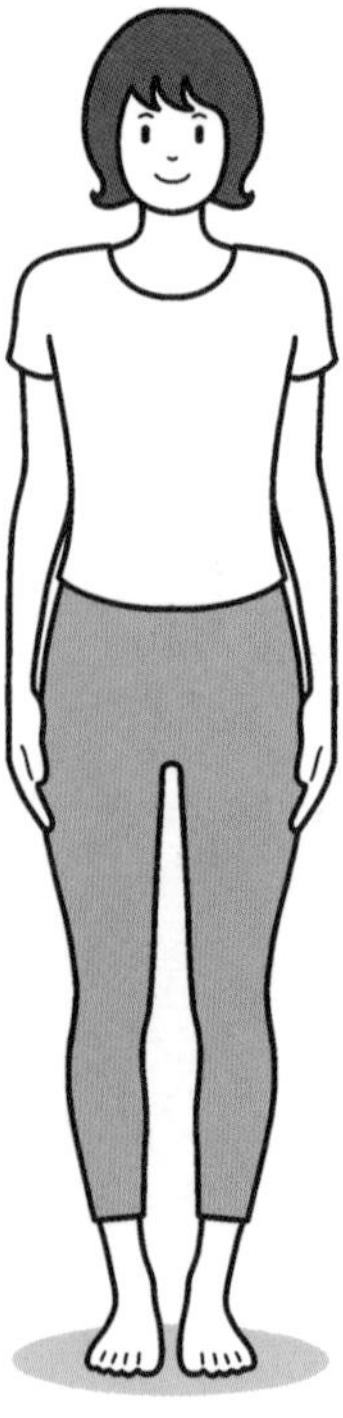

2

かかとが床から少し離れる程度に跳ぶ

かかとを床から離すように跳びます。床から浮くだけでも十分で、高く跳ぶ必要はありません。ジャンプを1、2、3…と数えながら小刻みに行います。呼吸は自然にし、止めないようにします。腕の力は抜き、肩甲骨を自然に上下させます。

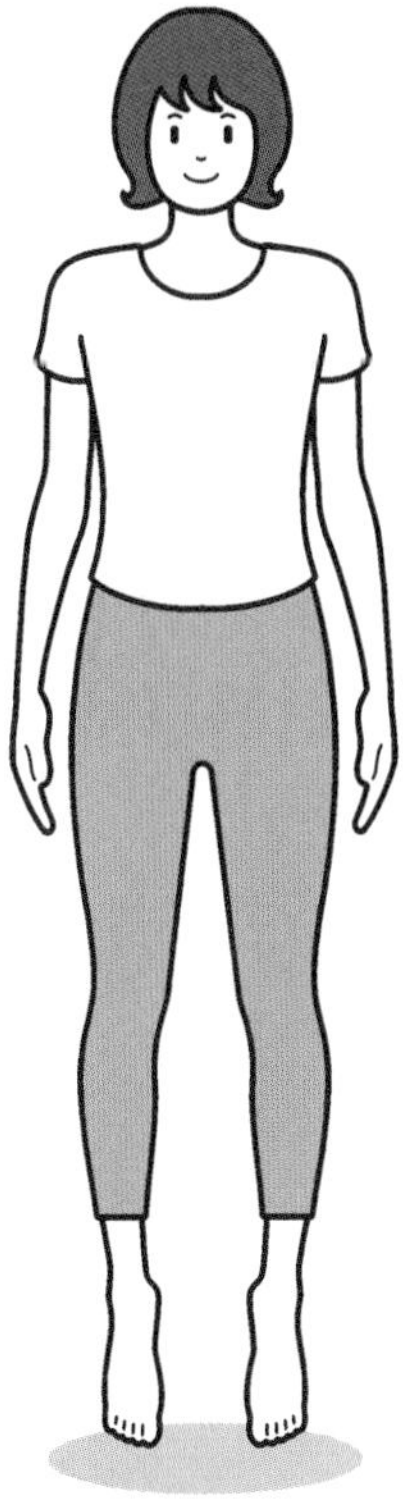

3

膝を軽く曲げて着地する

膝を軽く曲げて着地します。

※痛みを感じたり体調が悪くなった場合には、ジャンプを止め、専門医にご相談ください。

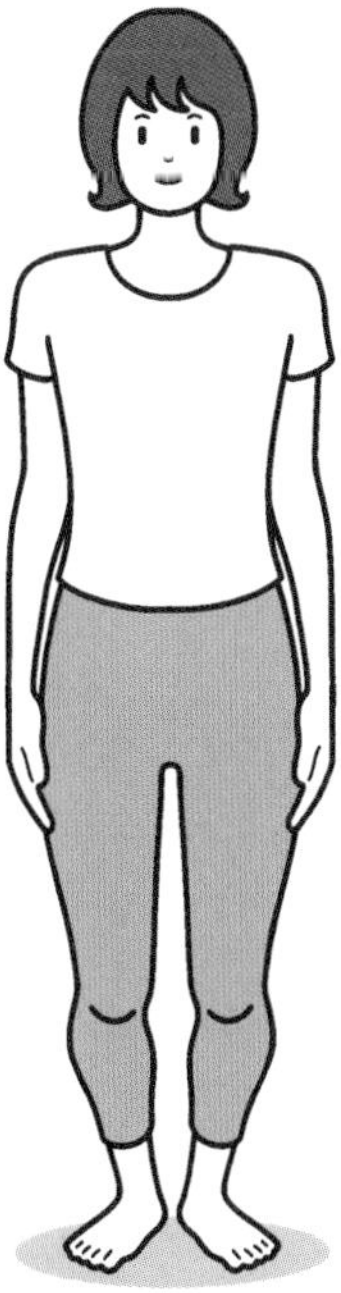

基本のゆるジャンプがラクにできるようなら大ゆるジャンプ

もし余裕があるなら、大きくジャンプすると効果が高まります。

基本より高く跳びます。毎回続けて高く跳ぶのはむずかしいので、1、2、3の次の4や、5、6、7の次の8の回だけ、4拍子のように高く跳ぶのもOK。

大きくジャンプします

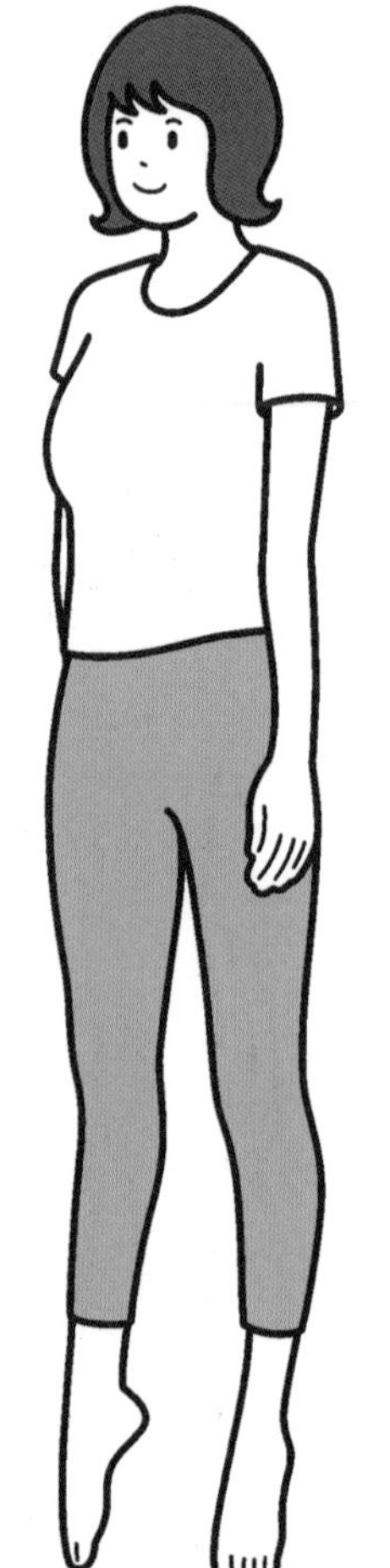

ゆるジャンプのポイント――まっすぐ跳ぶこと

コツ 1

背すじをピンと伸ばします。腹筋に力が入って、お腹が締まります

コツ 2

跳んだ位置とずれないように着地します。着地する位置が跳んだところとずれないようにするのは、案外むずかしいもの。私は、小さなバスマットの上で同じ場所に着地するよう心がけています。敷物に、テープなどで目印のマークをつけるのもよいでしょう。

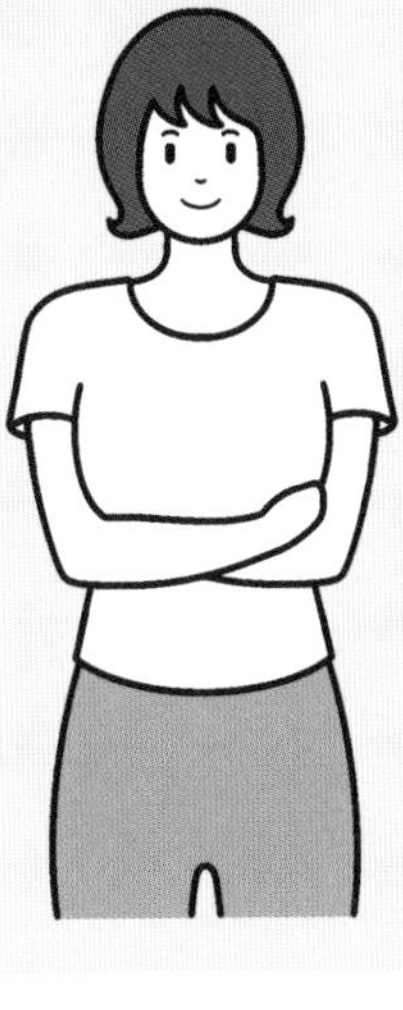

※胸が大きく揺れる女性は、胸をだっこするように抱える（下から支えるようにする）とよい。

骨盤が立つ腕上げジャンプ

お腹まわりの筋肉がほぐれて、腸の働きがよくなります。

両手を上げて骨盤を立てた状態でジャンプします。骨盤が立つと、姿勢がよくなり、腸の働きを妨げるお腹まわりの筋肉の硬直もほぐせます。腰痛予防にも役立ちます。肩甲骨が開いて、代謝も高まります。A、B、Cのいずれかを選んでください。Cが、もっとも体幹トレーニングに効きます。

A

バンザイジャンプ

両腕をバンザイをするようにまっすぐ上に上げて、ジャンプします。

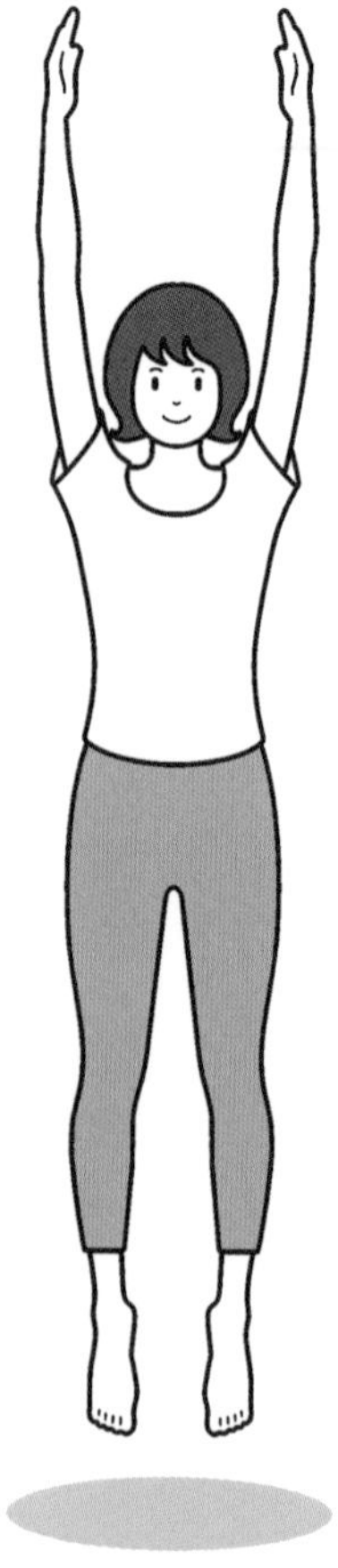

C

手首クロスジャンプ

両腕を上に上げ、手首でクロスさせて両手を組んでジャンプします。

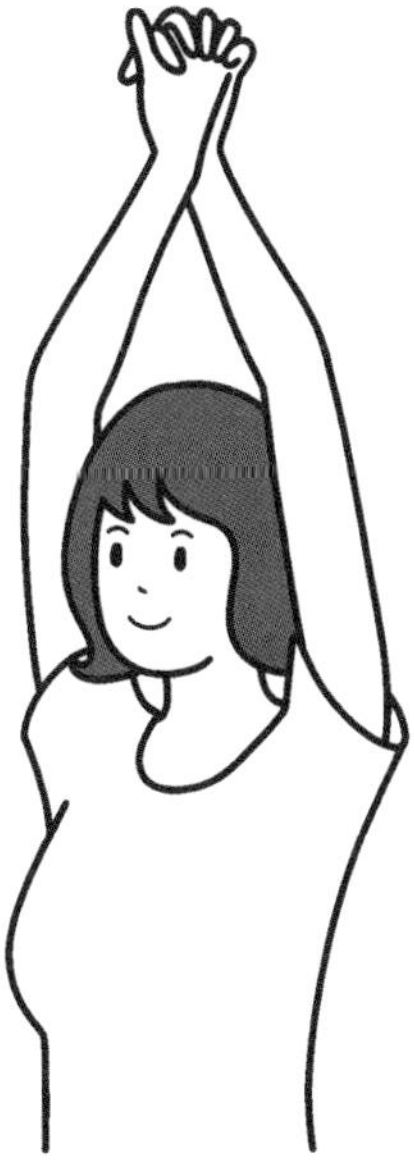

B

ノビノビジャンプ

左右の手指を組み、手のひらを上に向けて、両腕を伸ばしてジャンプします。

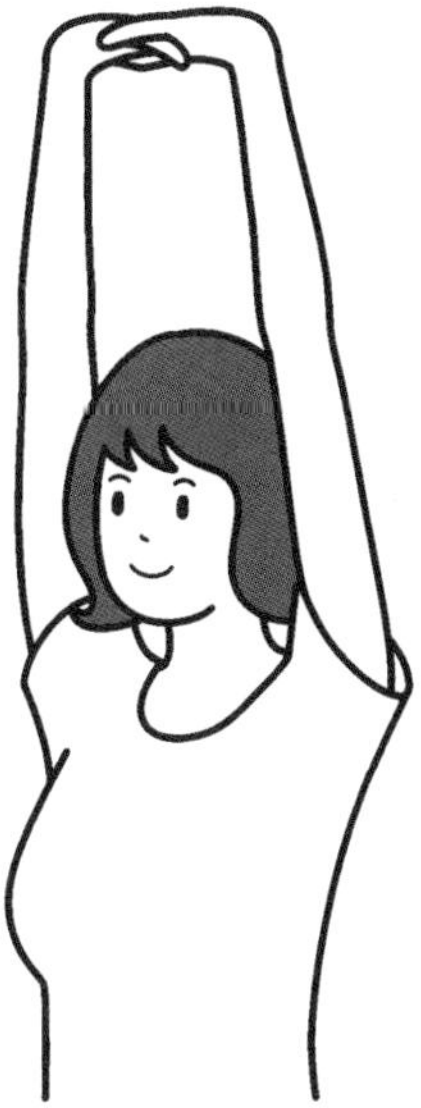

※痛みを感じたり体調が悪くなった場合には、
ジャンプを止め、専門医にご相談ください。

腸をさらに刺激する腰ねじりジャンプ

腸全体がひねられ、血流が促されます。

跳ぶ際に、腰から下を左右にねじりながらジャンプします。腸への刺激がアップします。

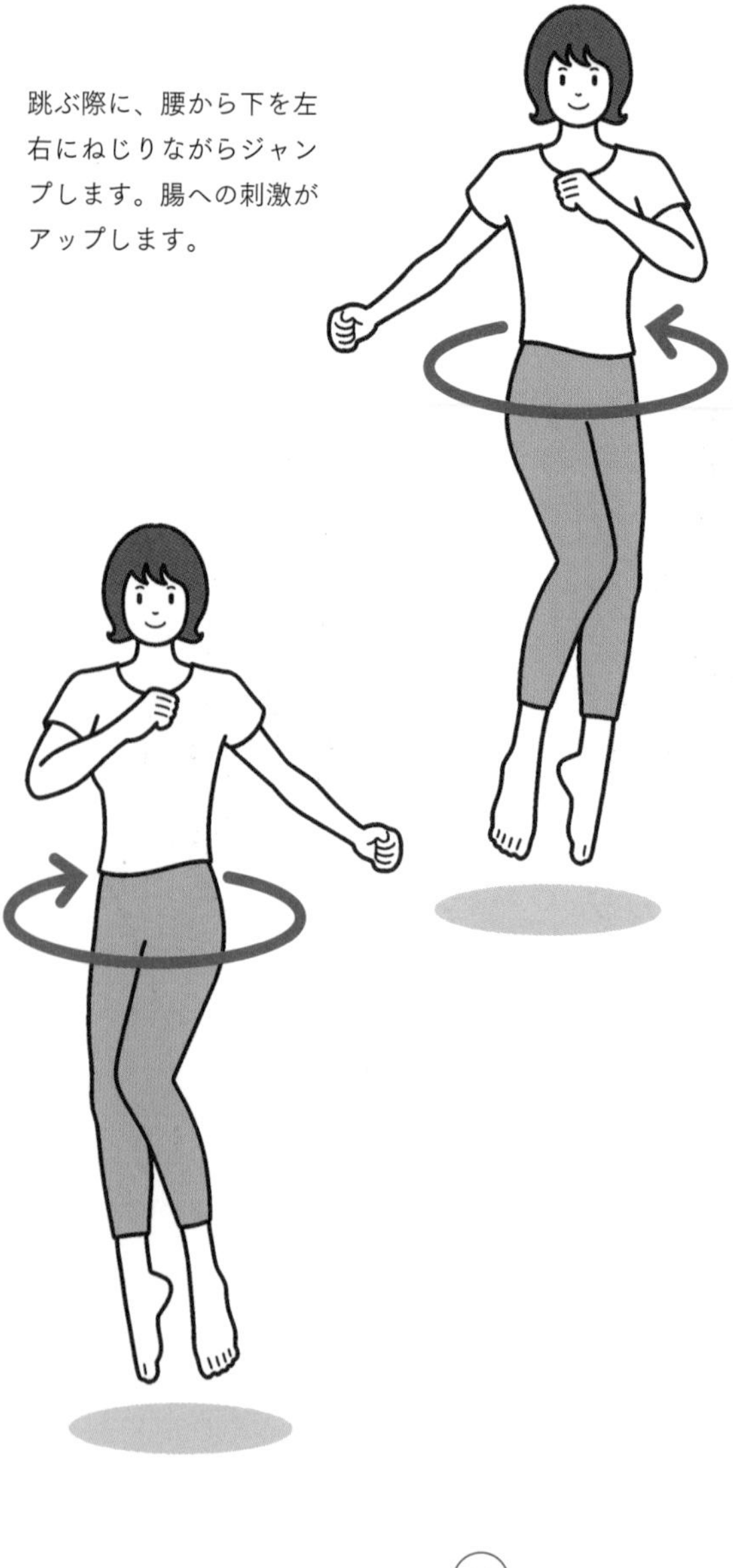

排便力を鍛える腸腰筋ジャンプ

お腹の奥にある腸腰筋《ちょうようきん》を鍛えて、ぜんどう運動を活発に。排便する力もアップ!

1

かがんでお腹を縮める体勢をとります。膝は足先より前に出ないように。

2

軽く跳びます。へそまわり（丹田《たんでん》）を意識し、その部分を縮めたところからそれを広げるような感じです。できる回数だけ行いましょう。

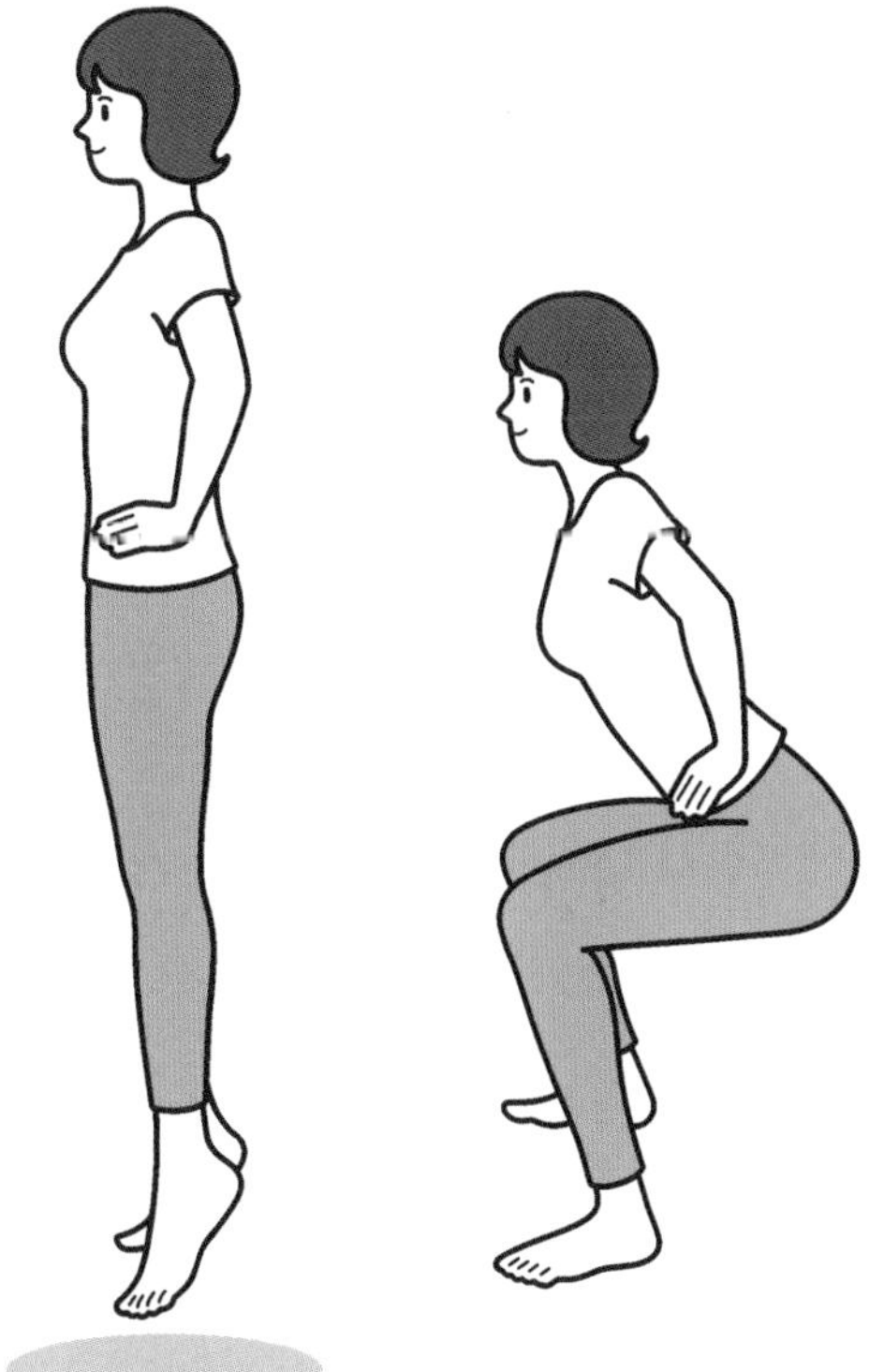

※痛みを感じたり体調が悪くなった場合には、ジャンプを止め、専門医にご相談ください。

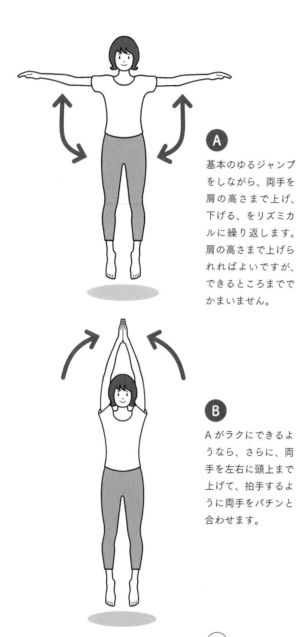

左右に腕を上げて腕ふりジャンプ

手の動きを加えて運動強度を上げる跳び方。無理をせずできる回数だけ行います。

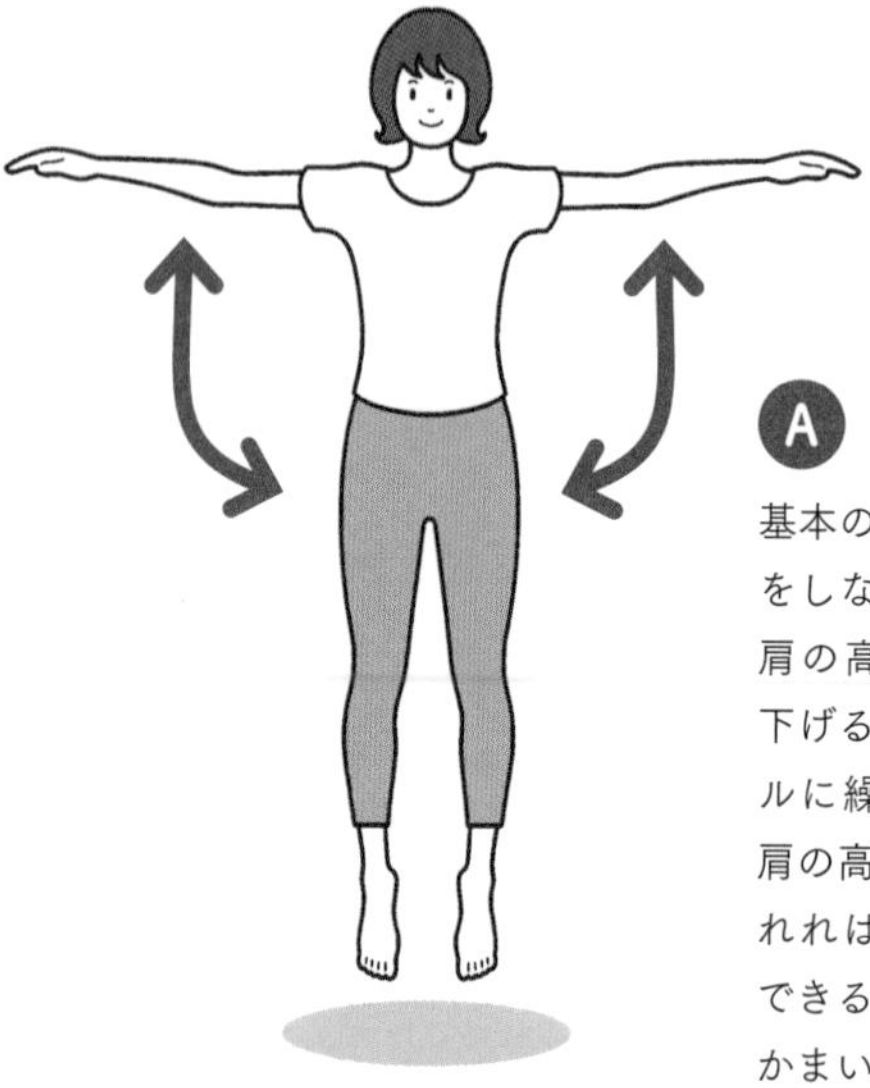

A

基本のゆるジャンプをしながら、両手を肩の高さまで上げ、下げる、をリズミカルに繰り返します。肩の高さまで上げられればよいですが、できるところまででかまいません。

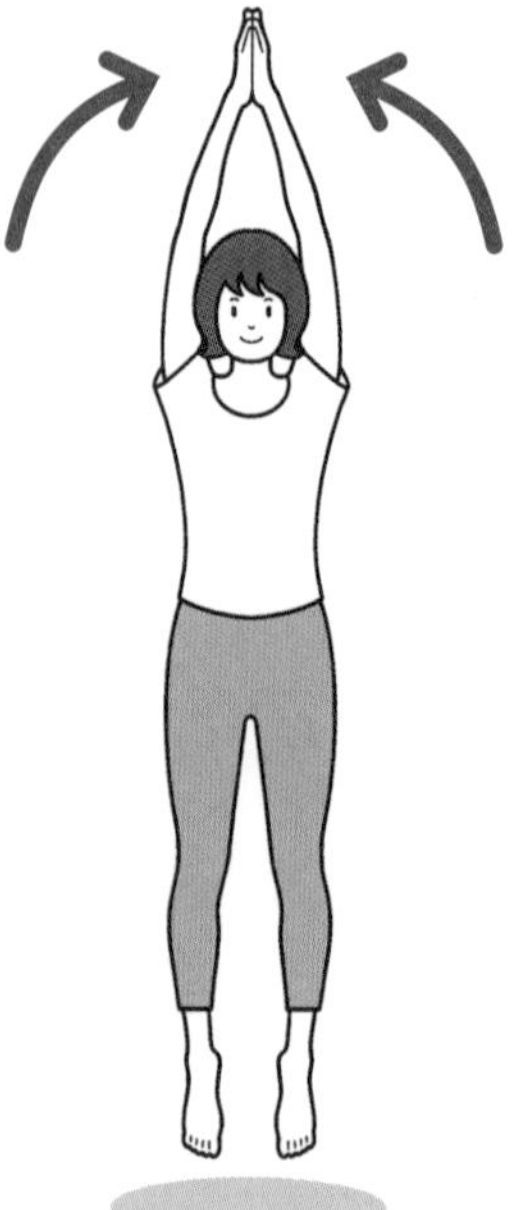

B

Aがラクにできるようなら、さらに、両手を左右に頭上まで上げて、拍手するように両手をパチンと合わせます。

昭和のダンスのようにモンキー横跳び

かつて流行ったモンキーダンスの要領です。リズミカルにジャンプ！

小刻みに、脚を振り子のようにして左右に跳びながら、両手を左右交互に体の前に上げ（上げられる高さまで）、さらに太もも前面に下ろす動きを繰り返します。

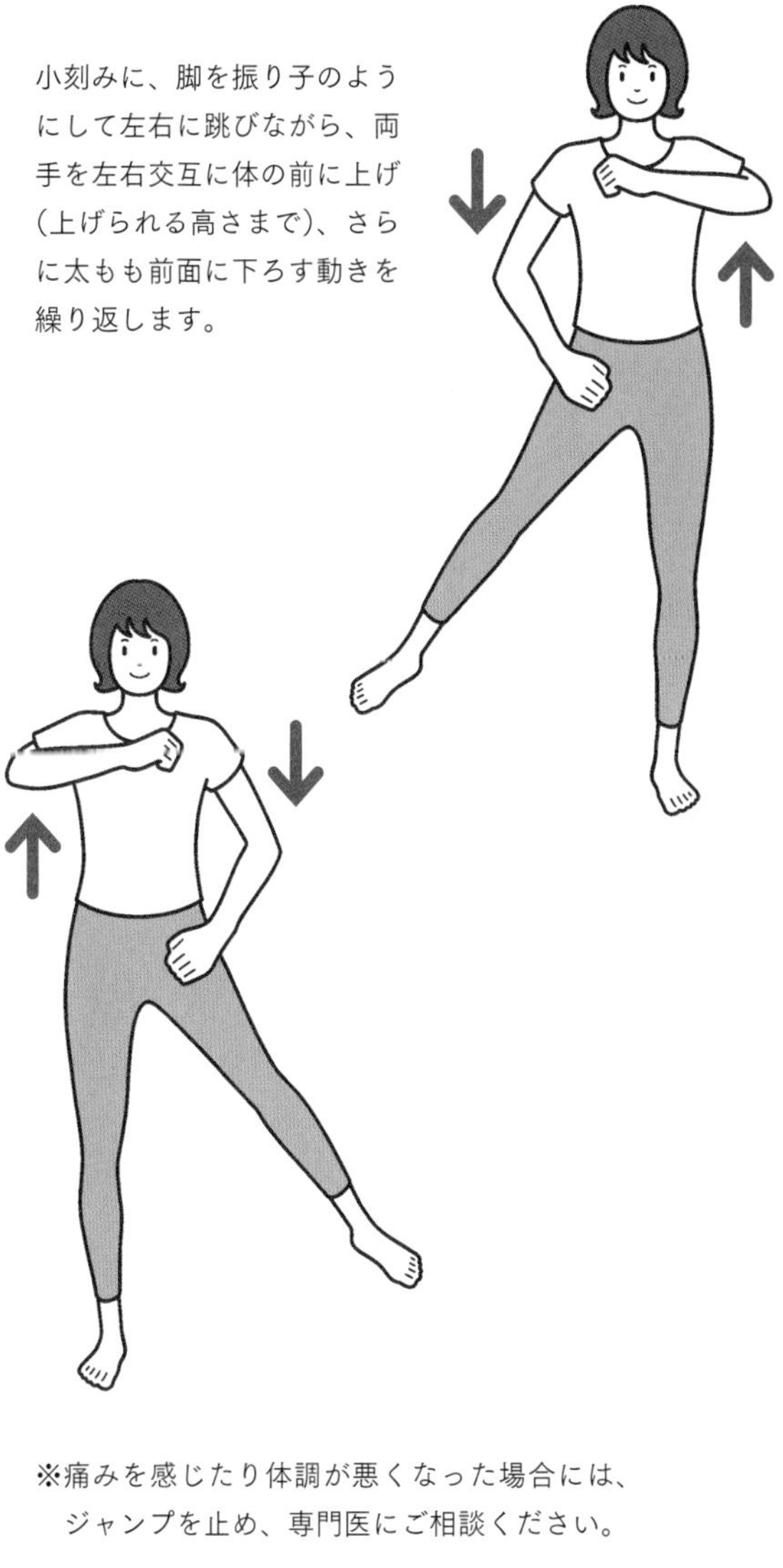

※痛みを感じたり体調が悪くなった場合には、
ジャンプを止め、専門医にご相談ください。

ゆるジャンプがむずかしい人は

お腹のゆれを感じながらかかと落とし

腸を刺激し、骨も丈夫にする、ゆるめの運動です。

❶

椅子の背やテーブルに手を添え、足を肩幅ほどに開いて立ちます。頭が天から引っ張られているようなイメージで、背すじをまっすぐに伸ばし、両足のかかとを上げます。

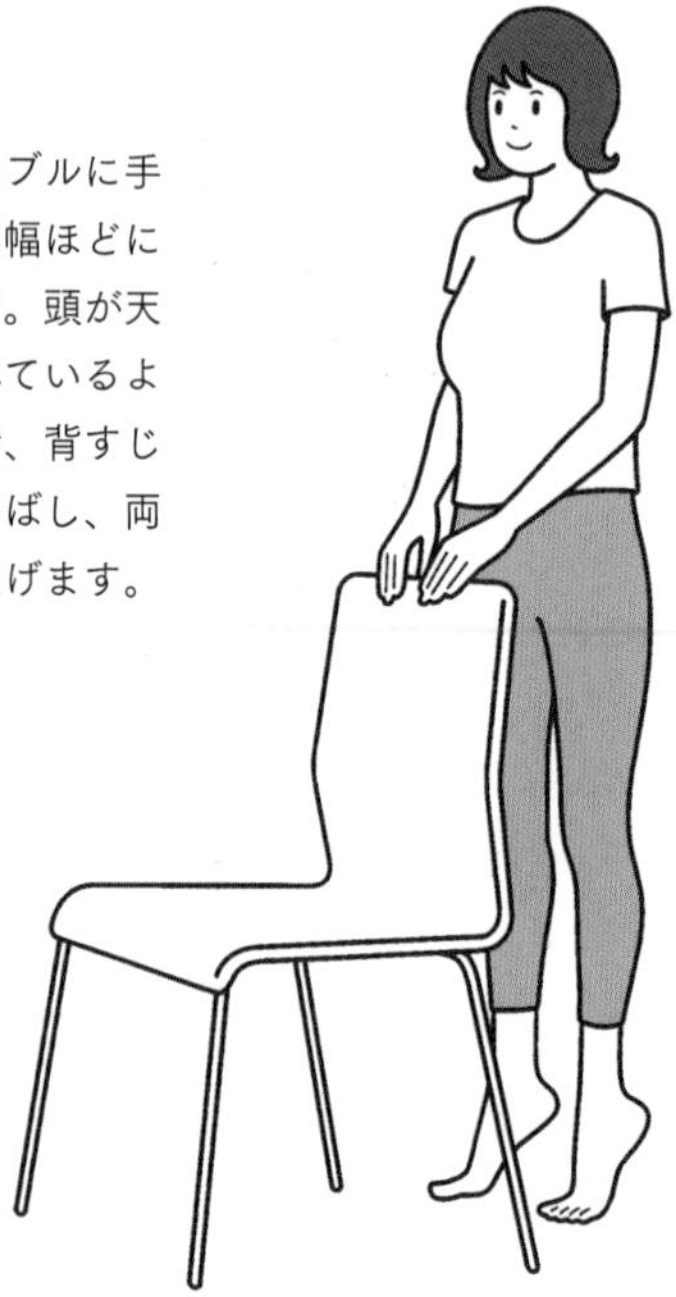

❷

姿勢をキープしたまま、かかとをストンと落とします。かかとを上げる高さは2～3㎝から始めて、慣れてきたら高さを調節します。1日3回、毎食後にお腹のゆれを感じながら、1分を目安に30回行います。食後の運動なので、ハードにならないよう加減しましょう。

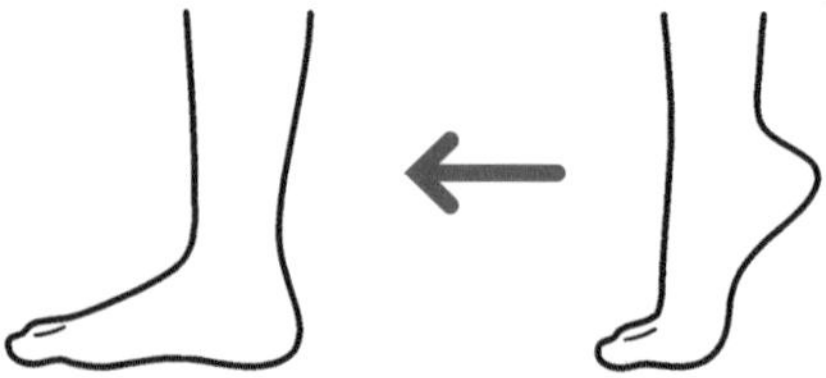

椅子にすわったまま腰ひねり

腰をひねって腸を刺激しましょう。デスクワークの合間でもできます。

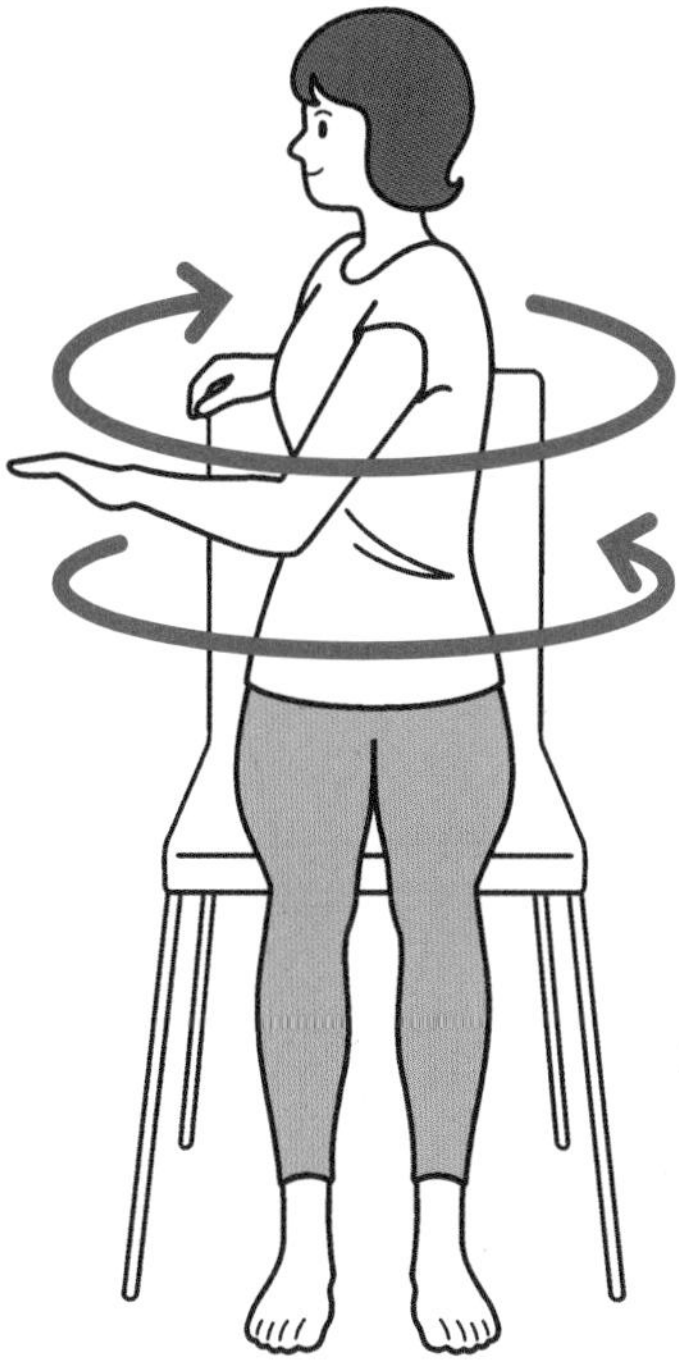

椅子にすわった状態で上体を左右に動かします。腸全体がひねられ、胴の筋肉も働いて、腸のまわりの血流が促されます。10回行います。

※痛みを感じたり体調が悪くなった場合には止めて、専門医にご相談ください。

布団の上でできるラクチン体操

就寝前、起床した時などに腸を動かしましょう。各10回ほど行います。

A

ゴキブリ体操

仰向けになって、両手両足を垂直に上げ、ぶらぶらさせます。

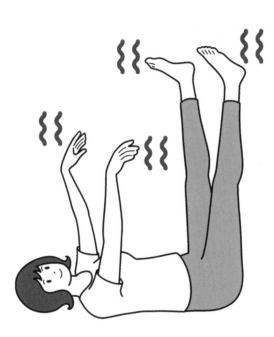

B

イモムシ体操

仰向けのまま両手を頭のほうに上げ、
全身をゆらゆらさせます。

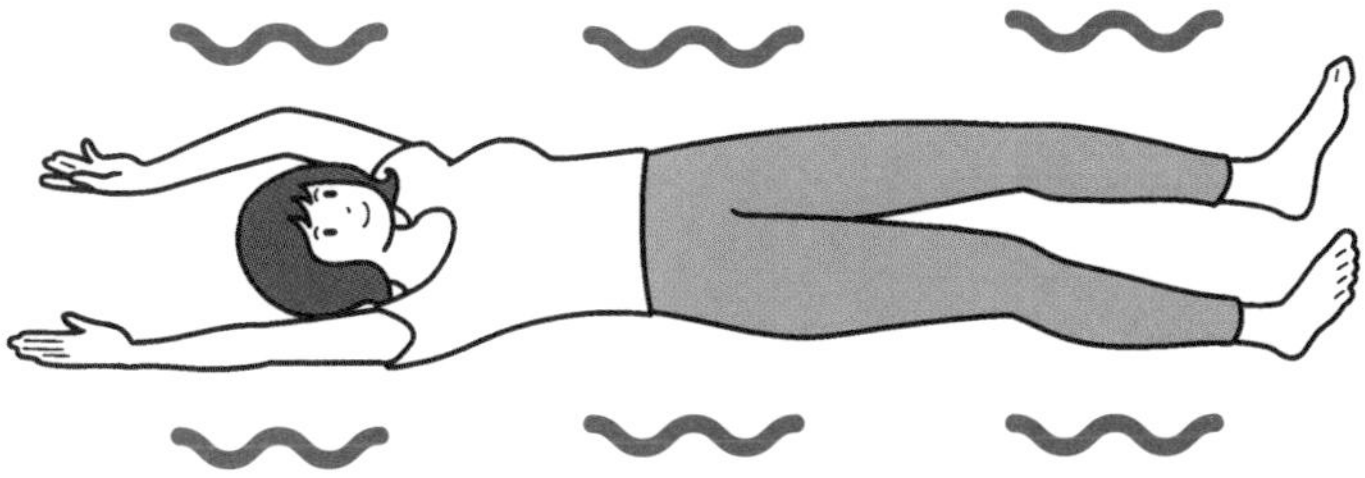

C

ノビノビ体操

仰向けの状態で、左の手、右の足を同時に斜め方向に引っ張ります。次に逆の、右の手、左の足を同様に引っ張ります。

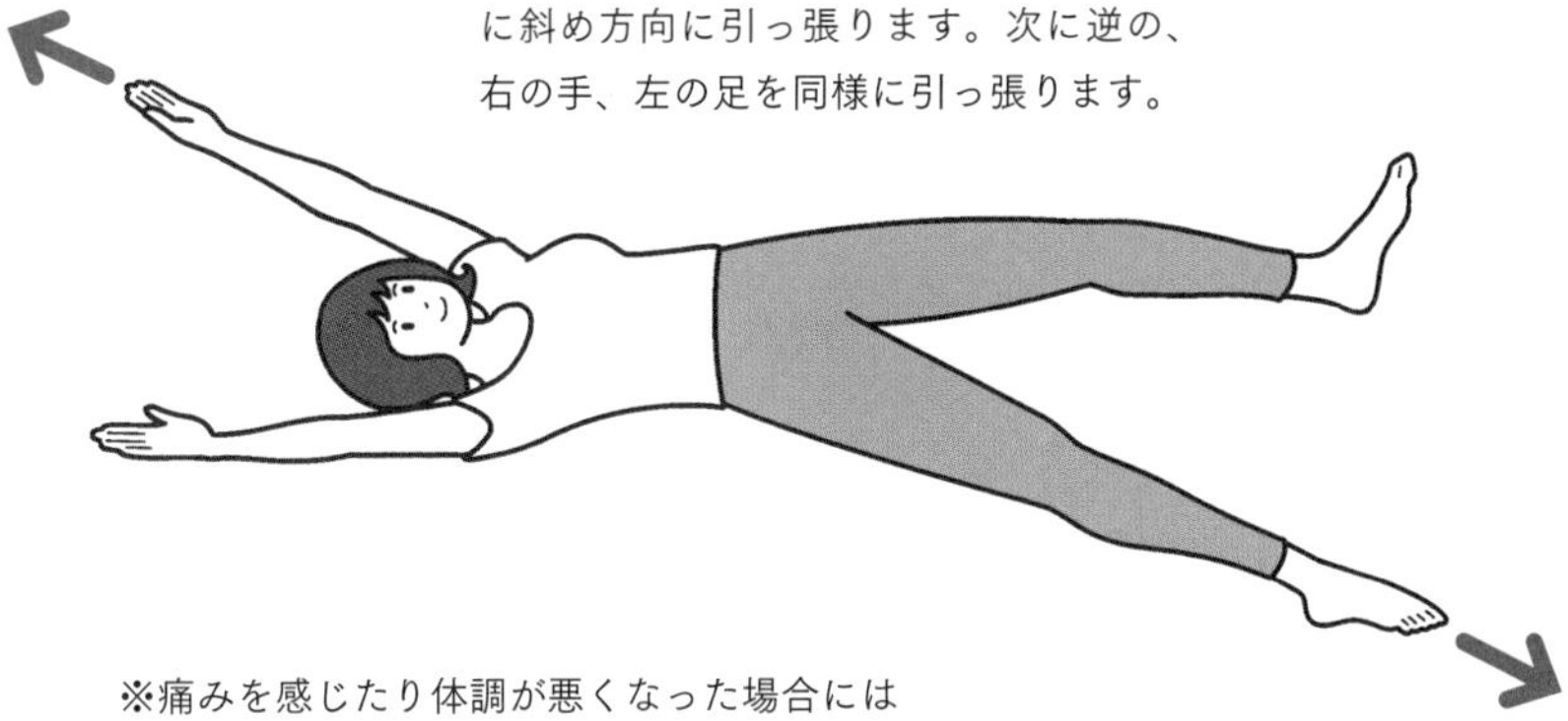

※痛みを感じたり体調が悪くなった場合には
止めて、専門医にご相談ください。

便秘の時は「?」マッサージ（「?」を書くマッサージ）

便秘の方に、薬を処方する前に教えているマッサージ法です。これは効きます！おへそ下からスタートして、「?」を書くように両手を重ねて動かします。

1日1回であれば、寝る前に行うとリラックス効果があり、幸せを感じる神経伝達物質、セロトニンも分泌されて寝つきもよくなります。

私は便秘症ではないのですが、少し早めに便通を起こすために牛乳を飲んで、朝、洋式トイレに座り、この「?」（クエスチョンマーク）マッサージを行うことがあります。なお、便座は暖かい方がベターです。

またパートナーや親しい友人がいればお互いに施術しあうと、よりセロトニンが出て効果的でしょう。

※ご注意「お腹に拍動（どくどくとした感じ）が強く感じられる方は「腹部大動脈瘤《りゅう》」がある場合がありますので、医師に相談してから行いましょう。

1

まず手を温めます。冷たい手が当たると、腹壁は緊張します。季節によっては、先に温めたタオルをお腹にのせてから行うとよいでしょう。

2

おへその下を開始点として丸を書くようようにします。お腹が少しへこむ程度にマッサージします。(上行結腸の始まりの盲腸→上行《じょうこう》結腸→横行《おうこう》結腸→下行結腸というルートをたどります。腸の各名称については、83 ページを参照)。

3

丸を書き終わったところから下に向けて、線を描くようにマッサージを続けます。最後が直腸のあたりを通り、終了になります。丸から短い直線を下行させるので、「クエスチョンマーク」のような形になります。

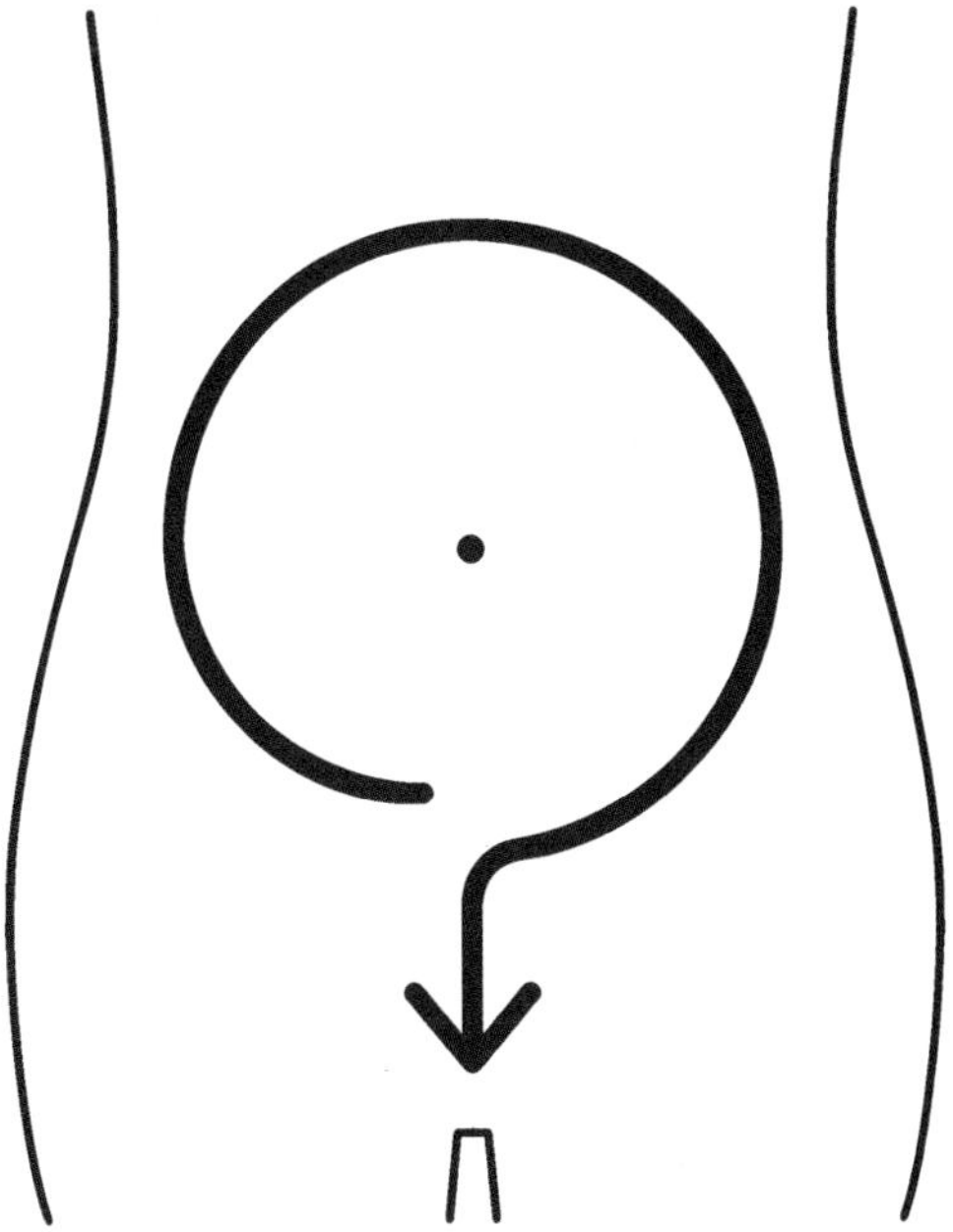

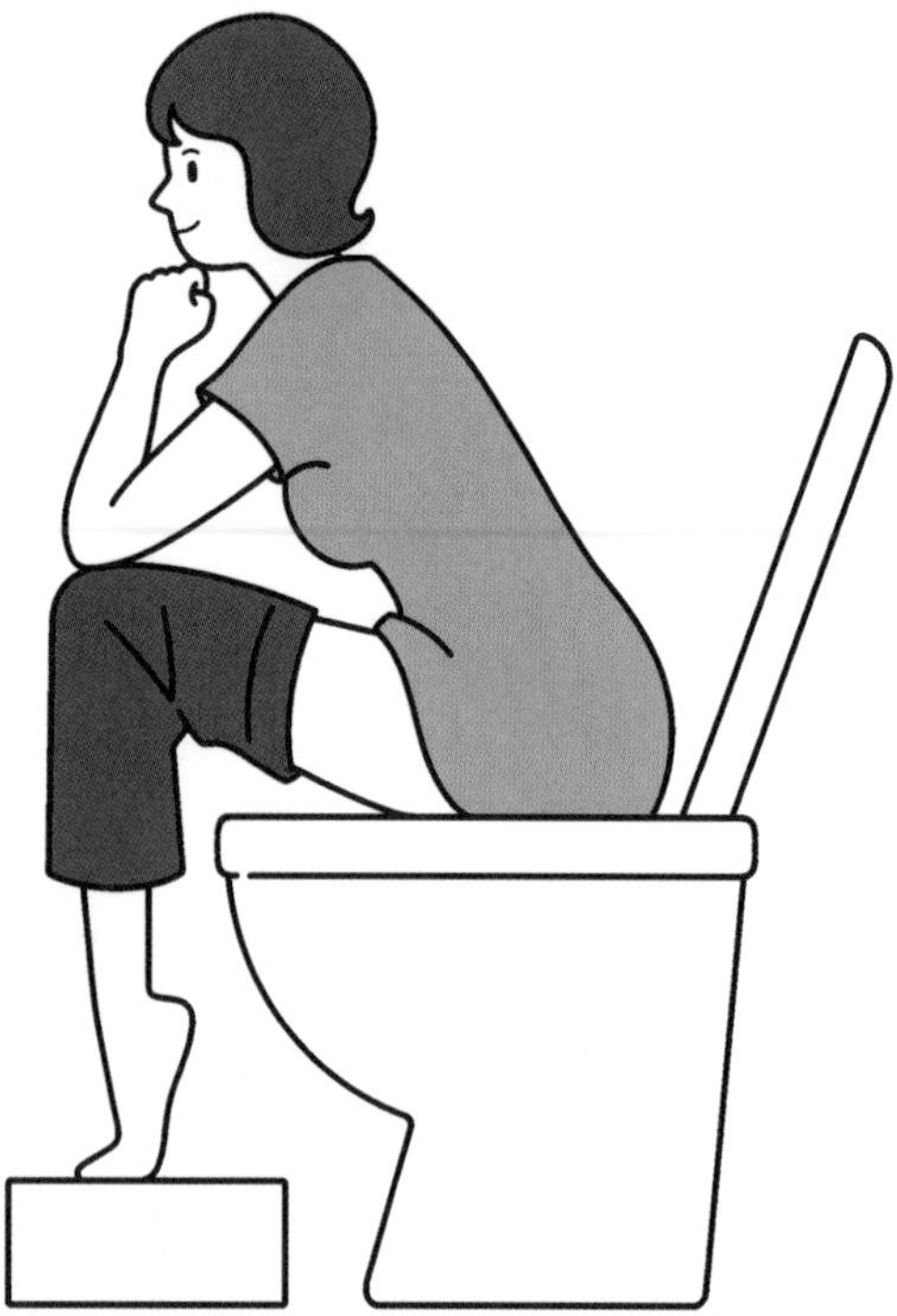

排便がスムースになるポーズ

直腸は後ろにカーブしているので、それを立たせるような形にすると、便が出やすくなります。前かがみになり、かかとを上げて太ももを傾斜させると、直腸が立つような形になります。イラストのように、踏み台に足をのせても OK。排便時は、自分でも自然とこのポーズになっています。

第3章

「ゆるジャンプ、続けています」「ゆるジャンプ、始めました」

――実践者の「腸」体験

朝イチにまとまった便が出るようになりました

40歳女性

1年ほど前から1日1回、ゆるジャンプを始めましたが、朝一番にまとまった便がすっきり出るようになりました。

昔から、生理周期で便秘になりやすく、生理の数日前から便秘になり、ニキビもひどかったことがあります。

今は毎日、快便です。

最初は膝に痛みが出たので、回数を30回に減らし、徐々に回数を増やしていきました。5日もかからず、100回跳べるようになりました。

跳んだ後は、体が軽くなります。

子供を2人産んでから、脂肪のつき方が変わりました。

太い腰まわりが気になっていましたが、ゆるジャンプのおかげで脂肪が落ち、パンツが１サイズダウンしました。

体重は、51kgから50kgに。

代謝がアップしたせいかどうかわからないのですが、腰や肩のだるさやコリが軽くなりました。

尿もれが気になっていたので、跳ぶ際、お尻のあたりを締めて跳ぶようにしているうちに、尿もれ傾向が改善されました。

Dr.伊賀瀬から

毎日、ゆるジャンプを続けていただくことで１００回跳べるようになったのは、素晴らしいです。やはり、継続は力なり、ですね。ゆるジャンプは、体重が減るよりも先にウエストが締まることが特長です。女性の場合には、骨盤底筋群のトレーニングにもなりますね。

快便になり、ガス溜まりが解消しました

71歳女性

ゆるジャンプを始めて、1年半ほどになります。

以前は、便が硬くてコロコロしているような状態でしたが、ゆるジャンプを始めて便が軟らかくなり、排便しやすくなりました。毎朝、決まって便が出ています。

食欲も出て、ごはんが美味しく食べられます。

朝と昼に70～100回ほどゆるジャンプしていましたが、ガスが溜まりやすくなったので、夜にゆるジャンプを試してみました。朝と夜のルーティンに替えてみたのです。

実は、お尻まわりの筋肉がゆるくなったせいか、おならが出やすくなっていました。自然にプップッと出てしまい、気がゆるんでいるような時には、いつのまにかガスがもれるような感じです。

まわりに人がいるような時に、プッとガスもれしては大変です。

1か月間、寝る前に80回ほどジャンプしたところ、ガス溜まりやおならが収まってきました。

以前は便やガスのため、お腹がきゅーんと張って苦しく感じることもありましたが、今では、だいぶ軽くなりました。

就寝中にはガス溜まりのせいで、お腹から背中が凝って夜中に目が覚めてしまうようなことがありましたが、最近はよく寝られるようになりました。

就寝前に腸を動かすのがよいのだと思います。床につく15〜20分前には、夜のジャンプをすませるようにしています。

以前は、パウダータイプのサプリを飲んで食物繊維を補充したり、お腹のガス溜まりを改善する薬も欠かせなかったのですが、それらは要らなくなりました。

一度に跳ぶ回数を減らしても、朝と昼か夜の2回は必ず跳ぶようにします。年齢的に1日に2回でもよいと思っています。

時には、ジャンプする回数を50回ほどにとどめることもあります。だんだん自分のペースがわかってくるので、跳ぶ回数を調節しています。

疲れている時は回数を減らし、たくさん食べたような時には、ちょっと多めに跳んだりしています。

張り切って高く跳んだり数多く跳ぶと、足首を痛めたりするので、最初は無理をしないようにできる回数から、足が床から離れないくらいに跳ぶようにするとよいと思います。

体幹が鍛えられて、ウォーキングの姿勢もとりやすくなりました。

1回○回を1日○セットというようなめんどうがなく、簡単にでき、効果の高いエクササイズだと思います。

Dr.伊賀瀬から

ゆるジャンプは、毎日継続することが何より重要です。その日の体調に合わせて、できる範囲で跳んでいただきたいですね。少しでもいいので、毎日跳びましょう。高齢の方は、骨盤底筋群が弱くなることで尿もれしやすくなることがよく知られています。骨盤底筋群は排便をコントロールする役割も持つ筋肉ですから、外出時など、おならを我慢しなくてはならない時に、知らず知らずにおならが出てしまうことがあります。これらの予防にも、ゆるジャンプは効果的だと思いますよ。

かかと上げ下げと乳酸菌入り酵素で、胃腸が快調です。ゆるジャンプも始めました

77歳女性

畑仕事で長い時間かがんだ姿勢をとっているせいで、胸やけに悩まされました。病院にかかったところ、たくさんの薬が出されましたが、効かないどころか、むしろ胃腸の調子が悪くなりました。

そこで、薬は止めて、運動不足解消もかねてかかとを上げ下げする運動を始めまし

た。

新聞を外に取りに行く際、玄関の10㎝足らずの段差につま先をのせて、壁に手をつきながらかかとを上げて下ろすような動作を行います。これを毎朝１００回、2年ほど続けています。

捻挫《ねんざ》しやすいたちなので、足首を丈夫にしたいという気持ちもありました。これは、足のむくみにも効きます。

バスを待っているような時にも、かかとをトントンと上げて下ろす運動を心がけています。

乳酸菌入りの酵素も飲むようにすると、胃腸の調子は戻ってきました。

最近、ゆるジャンプも試してみました。１００回跳ぶのはむずかしくないです。

ふだんはつい、食べすぎてしまうんですよね。そのため、太っているので便秘がちです。これを治すのは、これからの課題です。

Dr.伊賀瀬から

ゆるジャンプやかかと上げ下げ運動などの運動療法に加えて、食事療法も重要です。特に、腸の健康のために乳酸菌、ビフィズス菌などを適度に摂って、腸内細菌の中でも「善玉菌」といわれるものを増やすようにしましょう。先にご紹介した「かかと落とし」はよりお腹に刺激が加わるので、オススメです。

すきま時間にゆるジャンプをルーティンにしました

55歳女性

1日に1回、ゆるジャンプしています。70回あたりからしんどくなりますが、100回はクリアできます。

ジャンプ後は体が軽くなって、体調はいいです。短時間で、じんわり汗をかいてすっきりし、あっという間に爽快な気分を味わえます。

エアロビクスクラスに通い、カーブスで筋トレもしていますが、ゆるジャンプは、思い立った時に運動できる手軽さがあります。ちょっとしたすきま時間に運動ができます。

跳ぶことで、気持ちも上がりますね。

これから、頑固な便秘を解消していきたいと思っています。

Dr.伊賀瀬から

ゆるジャンプは、「すきま時間」に行うことができるので手軽です。カーブスとの併用で、より効果が出やすそうですね。便秘の解消にもつながりますので、これからも続けましょう。

忙しい方、運動ぎらいにもおすすめします

49歳女性

フィットネス・インストラクターとして活動しています。

最初は100回のジャンプは楽勝ではありませんでしたが、なんとかこなせました。数週続けてみて、腸の調子がよくなったと、実感しています。跳んでみて、ふくらはぎが一番きつく感じられました。ほかに、太もも、腹筋にも効きますね。

ゆるジャンプは、どこでもできる、というのが一番のよさだと思います。時間もかからないので、忙しい方、運動ぎらいの方にもおすすめできます。余裕のある方は体幹トレーニングをプラスして、さらにジャンプしやすい体をつくっていくとよいと思います。

ゆるジャンプには、腕を上げ、手首をクロスして行うバージョンもありますが、体

幹を鍛えて、この動きも楽にできるような体をつくれるとよいですね。

Dr.伊賀瀬から

ゆるジャンプは、「肩ひじ張らずに行える運動」だと思います。極端にいえば、いつでもどこでも短時間で行える運動ですので、これからも続けましょう。さまざまなバリエーションを工夫して跳んでいただくことで、持続につながると思います。

第4章

ゆるジャンプ＋有酸素運動で最強の腸活に

朝は、朝日を浴びてリズムを整える

少しでも体を動かした後は、おいしくごはんを食べられますね。このように、適度な運動が食欲増進につながることは、みなさんも体験ずみのことと思います。

毎日のことではありませんが、私は朝食前に、ごみ置き場にごみを捨てに行くことがあります。

数十メートルも歩かないものの、外の空気を吸いながら歩くことで、食欲がわいてきます。

起床後の朝イチのちょっとした散歩——5分程度でも——は、体内時計をリセットしてくれます。

本来、人間の体内時計は24時間ではなく、24時間より若干長い周期で刻まれていいます。地球の自転による周期は24時間ジャストですから、わずかなずれがあるので、暦通りに生活するためには、体内時計を24時間に調整する必要があります。

このずれを調整するためには、朝日を浴びて歩く、朝食をきちんと摂る、などを習慣づけることが大切です。

朝日をしっかり浴びると、セロトニンの分泌が促され、体がすっきりとめざめて、腸のぜんどう運動を促します。

外の空気を吸いながらゆるジャンプをすると、食欲が出て朝食をきちんと食べることができます。

そして、適切な時間にお腹がすいて食事を摂るという、食生活のよいリズムができます。

それが、善玉菌を増やすことにもつながるのです。

また、腸内環境がよくなると、セロトニンの分泌もよくなります。セロトニンと腸の関係については、あとで詳しく解説します。

日本人の死因ナンバーワン、大腸がんは運動でリスクを下げられる

大腸がんは日本人の死因の第1位を占めていますが、その発症にも運動不足は関わっています。世界的にも、身体活動量と結腸がんとの関連は確実とされており、身体活動量が多いほうが結腸がんが少ないのです。

大腸がんは、高インスリン血症（高血糖が続いてインスリンの効きが悪くなるためインスリンが過剰に分泌される状態）や肥満、胆汁酸の増加、免疫力の低下などが発症の要因と考えられています。運動することにより、これらの要因に働きかけることができます。腸管のぜんどう運動が促進されるため、便の中の発がん物質が腸内にとどまる時間が短縮されます。また、腸管粘膜中のがんの増殖や転移に関連する物質が減り、腸管の運動に関連する物質が増加するといったことなども、プラスに働くと考

えられています。

大腸系の病気は、肉を多く摂取するにつれて増加するといわれています。肉食に偏って悪玉菌が増えると腸に炎症を起こし、ポリープができやすくなります。ポリープはかなりの割合でがん化しやすいので、最近では、内視鏡などでポリープが見つかった場合には切除しています。

軽い有酸素運動もゆるジャンプに加えて、心も体もイキイキと

ゆるジャンプのほかに、おすすめしたい運動として、ウォーキングがあります。ウォーキングは、筋肉と骨をつくるための基本。少なくとも、１日１回は外に出てウォーキングすることをおすすめします。

うつ病を防いで心の健康を保つためには、最低4000歩のウォーキングを目安にすることを私は提唱しています。

認知症や心臓病、脳卒中を予防するためには、5000歩は歩きたいものです。人は、動かない生活を続けていると思考が下向きになってしまい、心身に不調をきたします。日に1回は歩く習慣をつけたいものです。

また、私が行った研究では、1日の歩数が約1500歩増えることで、内臓脂肪が減少したほか、肥満が改善しています。また、骨や筋肉の年齢、血管年齢が若返るという結果が得られています。

ウォーキングが認知症予防によいことも、米国で行われた研究で明確になりました。平均66歳の120人（女性の比率約65％）を60人ずつ、2つのグループに分け、1グループは、週3回、1回あたり40分歩くようにし、もう一方のグループは、ウォーキングを行わず、ストレッチ体操のみするようにしました。

1年後、ストレッチ群と比較すると、ウォーキング群のほうが海馬《かいば》（記憶に重要な働きをする脳の部位）の体積が約2％増加し、同時に記憶力の改善も見られたのです。

ゆっくりと酸素を取り込みながら行う運動で、余分な内臓脂肪を落とそう

ウォーキングをはじめ、酸素を取り込みながら行う有酸素運動は、ゆっくりとエネルギーを消費していくことで余分な内臓脂肪を消費することができます。

内臓脂肪は、多くの病気の黒幕です。

内臓脂肪からはサイトカイン（生理活性物質）が分泌され、そのうちの1種は、血管に炎症を起こして動脈硬化を進行させます。このほか、血糖値を悪化させたり、血圧を上昇させる、脂質異常症の元となる中性脂肪を増やす物質を分泌するなど、まさに内臓脂肪は「百害あって一利なし」です。

このほか、有酸素運動には血流をよくしたり、血管壁からの一酸化窒素の放出を促して、血管を柔らかくしてくれる効果があります。

私がおすすめする有酸素運動は「ニコニコ運動」と呼んでいます。「ニコニコ運動」とは、息がはずむけれど会話ができる程度の運動をいいます。

脈拍数では、60歳で100〜110／分が目安です（なお、成人の脈拍数の正常値は60〜80／分です）。

早歩きや軽いジョギング、エアロビクス、ゆっくりと泳ぐスイミング、水中ウォーキングなども適しています。

ジムであれば、自転車型トレーニング器具やウォーキングマシンなどを使って行う運動がこれにあたります。

最近では、手頃な価格の自転車型トレーニング器具も豊富に出まわっています。定期的にジムに通うのはむずかしく、帰宅後、家でテレビを見ながら運動したい、というようなビジネスマンは、利用してみてはいかがでしょう。

好きな運動を見つけて、時に脈拍を測って自分の体と相談しながら、楽しく続けていただけたら、と思います。

副交感神経を優位に保つため、息を吐く時間を吸う時間の倍にするのがコツ

有酸素運動の呼吸では、息を吐く時間を長めにします。吐く時に副交感神経が優位になるので、心拍数が上がりにくいのです。

私が自転車こぎでトレーニングする際には、息を吸うのを1とすると、吐くのを2くらいの比率にしています。

1、2、3、4と数を数えながら息を吸い、息を吐く際には5、6、7、8、9、10、11、12とカウントします。これで、ちょうど1対2になります。

ほかの運動でも、この1対2の呼吸法を頭に入れて行うよう心がけてください。

副交感神経が優位に立つと、体から余分な緊張がなくなり、ストレスから解放されていきます。

1回20〜30分続けると効果的。短時間でも毎日の継続が大事

体内の脂肪が燃え始めるタイミングを考慮すると、1回の運動時間は20〜30分程度が適当です。

しかし、こういったまとまった時間がとれない方は、10分程度の短い時間でもかまいません。

月に1度などたまにまとめて長時間運動するよりも、毎日10分でも継続して運動するほうがよいのです。大切なのは、継続です。

早歩きや軽いジョギング、エアロビクス、スイミングなど、時に応じてできるものを、短時間でも行う習慣をつけましょう。日常的に、買い物に出かける時、出勤する時に早歩きするのもグッドです。

体の状態に合わせて運動の時間を考えて、効率よく安全に

運動の内容ばかりでなく、運動を行う時間も考えて、安全に効率よく体を動かしましょう。時間により体の状態が変化していますから、その要素を取り入れた「時間代謝学」に基づいて考える運動のタイミングです。

〈健康な人〉

持病がなく、健康体であれば、食前、特に起床後が効果的です。

ダイエットを目的とすれば、空腹の状態が続いた朝方は、血糖値が１日の中でもっとも低くなっているので、この時間帯に運動をすると、効率よく脂肪を落とすことができるでしょう。

食後であれば血糖値が高くなっているので、運動をしても血液中の糖からエネルギーを得るため、脂肪は燃えにくくなります。

〈糖尿病・血糖値が高い人〉

糖尿病の方、血糖値が高めの方は、食後がオススメです。

血糖値が高い状態で運動をすると、血液の中の糖から消費されるため、血糖値が下がりやすくなります。

なお、血糖を下げるのに適した運動の時間帯を調べた実験があります。

週3回、朝と夕方に息がはずむ程度で60分間歩き、1週間後に1日の血糖値を測定しました。すると、朝に行ったほうが血糖値が低いという結果が得られたのです。

〈65歳以上の人〉

高齢者（65歳以上）の場合は、食事後1時間たってからにします。食後の消化の時間帯は血圧が下がりやすく（これを食後性低血圧といいます）、転倒するリスクがあります。

また、起床してすぐに運動を行うのは危険です。

この時間帯は交感神経と副交感神経が入れ替わる不安定な時期なので、血栓（血のかたまり）ができやすいということがわかっています。

この血栓は、心臓や脳の血管に詰まってトラブルを起こす可能性があります。

朝、運動する際は起床して1時間たってからにします。

有酸素運動でNK細胞が元気に。免疫力がぐんとアップします

「ニコニコ運動」のような有酸素運動は、免疫力を上げるのにも役立ちます。

免疫細胞の中でも、外敵と闘う最前線で働いている細胞、NK細胞（ナチュラルキラー細胞）が活性化されるのです。

NK細胞はリンパ球の1種です。

同じ仲間に、Tリンパ球やBリンパ球がありますが、これらは、ウイルスや細菌などの外敵が侵入して攻撃を始める時に活躍する防衛隊のような役割を果たしています。

この2つの免疫細胞とは対照的に、NK細胞は、敵をみつけ次第やっつける先制攻撃部隊です。

NK細胞は常に体中をパトロールしており、ウイルスやがんの細胞を処理します。ですから、免疫力を高めるためには日頃から即戦力であるこの見張り番、NK細胞を活性化しておくことが重要です。

このNK細胞は、日頃から適度な運動をすることで活動が活発になります。

軽い有酸素運動をぜひ習慣化してください。

運動習慣は、免疫力を上げる意味でも欠かせないのです。

第5章

消化からメンタルまで、腸がカギを握る

小腸は、膨大な表面積を持ち、年間1tの食べ物をこなしている

腸は脳とも深く結びつき、想像以上の働きを担っています。

まずは、消化・吸収の働きから見ていきましょう。

日々、口にしている食べ物は、胃から先では、どんなふうに消化・吸収されるのでしょうか。

小腸は十二指腸、空腸《くうちょう》、回腸《かいちょう》からなっています。

小腸は直径約4㎝と細く、その長さはおおむね5~7メートルで、腹腔内に折り畳まれるように収納されています。表面は絨毛《じゅうもう》という細かな突起で覆われており、その表面積はテニスコート1面分相当の200平方メートルといわれています。

この広さのおかげで、胃から送られてきた食物から水分や栄養分を効率よく消化・

吸収することができるのです。

個人差はありますが、小腸は、年間に1t《トン》もの食物を消化・吸収しているといわれています。

私たちが食べたものは、胃で細かく分解されて小腸に送られます。

そのうちの糖質はブドウ糖に分解されて、小腸で吸収されます。なお、難消化性オリゴ糖は、小腸で吸収されずに大腸に運ばれ、大腸内の腸内細菌のエサとなります。

タンパク質はアミノ酸に、脂質は脂肪酸、グリセリドなどに分解されて、体の栄養分として取り込まれます。

ビタミンやミネラル類も、小腸で吸収されます。

これらの栄養分は、腸の表面から取り込まれ、血管やリンパ管を通して肝臓や体の各部に運ばれます。

小腸は、内容物と消化液を混ぜ合わせる運動と、内容物を大腸に送り込むぜんどう運動の2つの運動を交互に行っています。

食物繊維は小腸で消化されず、大腸に送られる

小腸に続く大腸は、盲腸、結腸（上行結腸、横行結腸、下行結腸、S字結腸）、直腸とつながり、最後は肛門という出口に続いています。

大腸では、小腸で栄養を吸収した食べ物のカスからさらに水分とミネラルを吸収して、便として排泄しています。

野菜や穀類、海藻に含まれる食物繊維は、人間の消化酵素では消化されることがありません。

つまり、食物繊維は胃や小腸で消化・吸収されることなく、大腸に送り出されます。

大腸の表面は厚さ、0・1㎜の粘液層で、そこに腸内細菌がたくさん棲《す》んでいます。

この腸内細菌が小腸から送られてきたものを分解しています。

目で見る小腸、大腸

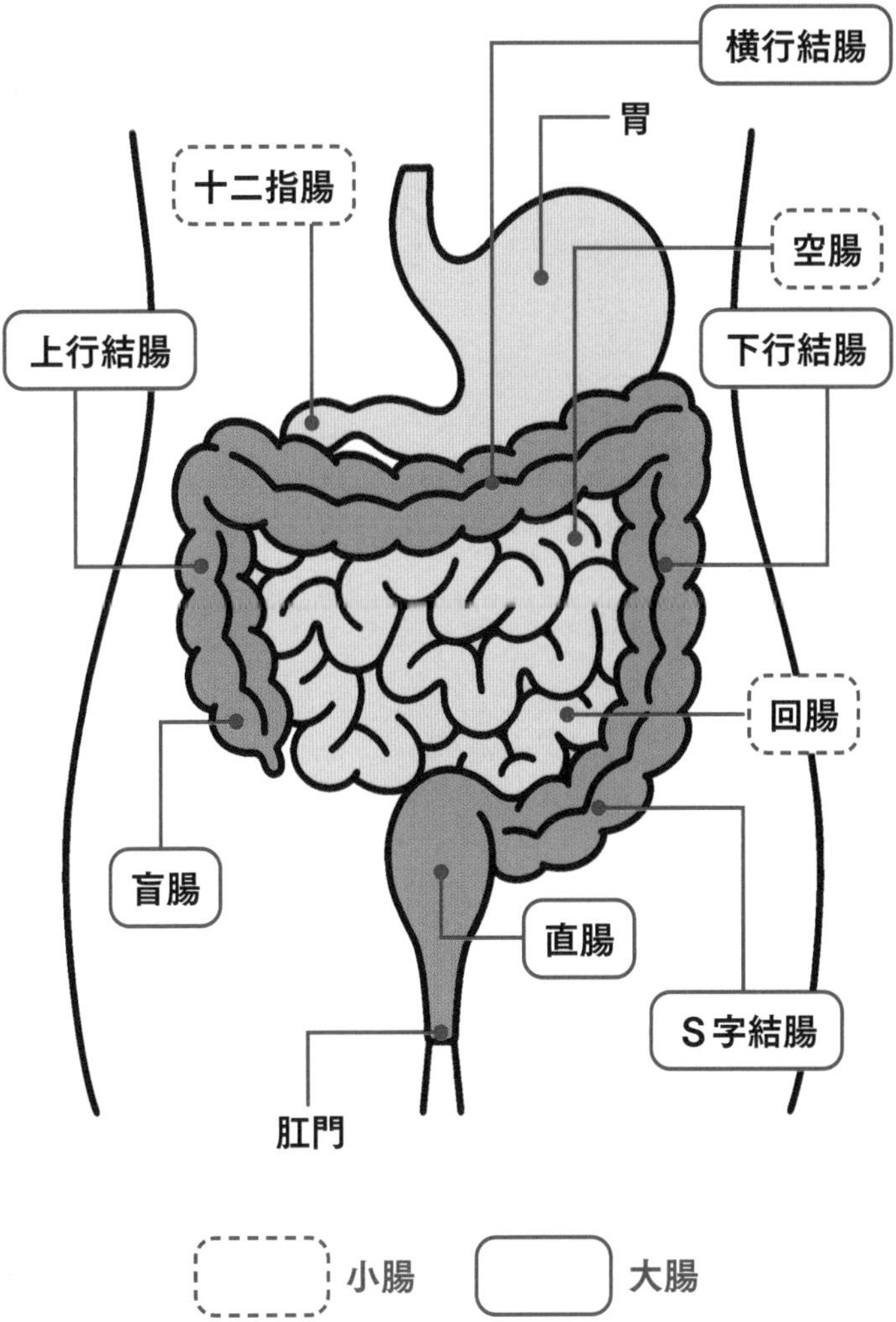

小腸から大腸に送り込まれた消化物は、最初は水分を多く含んだ液状ですが、上行結腸から横行結腸、さらに下行結腸へと移動するにつれ、水分が吸収されて固形化し、便となって肛門から排出されます。

外界につながっているだけに、見張り役も怠りなし

消化・吸収といった働きは、腸が担う役割のごく一部。

免疫も、腸が受け持つ大事なパートです。

免疫細胞は、主に骨の内側にある骨髄という場所でつくられています。

そこから体の各部に免疫細胞が送られるわけですが、もっとも免疫細胞が多く配置されているのが腸です。

免疫細胞のうち、なんと約7割が小腸と大腸に集中しており、免疫の最前線にあたっています。

それはなぜかというと、口を通じて、外界から食べ物だけでなく、細菌やウイルスといった病原体も入ってくる場所だから。外界と通じているだけに、外敵から身を守るというバリア機能が備わっているのです。

免疫細胞は、小腸に全体の約5割、残り約2割が大腸にあります。

小腸の絨毛には「パイエル板」という器官が存在しており、センサーのような役割を果たしています。パイエル板は、体に悪いものが入ってくると、免疫組織に排除するよう命令を出すので、小腸は「免疫の司令塔」とも呼ばれたりしています。

小腸に比べると、大腸には免疫細胞は少ないのですが、その働きは決して小さいものではありません。

大腸に棲んでいる腸内細菌も、免疫機能に大きな影響を与えることが、最近の研究によってわかってきたのです。免疫に役立つ腸内細菌については、第6章で触れます。

ストレスが腸に直結する。過敏性腸症候群はホルモンを介して生じる

「脳腸相関」という言葉を耳にしたことはありませんか?

脳と腸は、互いに密接な関係を保って働いています。

試験の前や人前でのスピーチの場面になると、緊張して、お腹が痛くなったり、下痢便になったりすることは誰もが一度ならず経験していることでしょう。

通勤途中の電車で急に腹痛や便意を催して、途中下車して最寄りの駅のトイレに飛び込むといったサラリーマンも珍しくないと思います。

過敏性腸症候群では、通常の検査では炎症や潰瘍、内分泌の異常などが認められないにもかかわらず、慢性的に腹部の膨張感や腹痛を感じたり、下痢や便秘など、便通の異常が生じます。人によって、腹痛とともに下痢をしたり、排便の回数が減って、

強くいきまないと排便ができないというケースもあります。また、下痢と便秘が交互に生じるタイプもあります。

こういった現象が起こる仕組みは、最近の研究によって解明されてきました。

脳がストレスを受けたとしましょう。

すると、脳内にある神経細胞が活性化され、ＣＲＦ（corticotropin-releasing factor＝副腎皮質刺激ホルモン放出因子）という物質の産生が促されます。ＣＲＦは副腎に対して副腎皮質ホルモンを分泌するよう促し、さらにこのホルモンは副腎皮質にグルココルチコイドという抗ストレスホルモンを分泌するよう働きかけます。

こうして、**ストレスに対して体が防衛しようとするわけですが、このＣＲＦは、腸にも影響を与えます。**

ＣＲＦをキャッチして反応を起こすタンパク質（受容体）は、腸にも存在していいます。この受容体を介した反応によって腸内環境のバランスがくずれ、腸の働きに作用して、過敏性腸症候群などの不調を引き起こすのです。

脳と腸は想像以上に影響しあっている

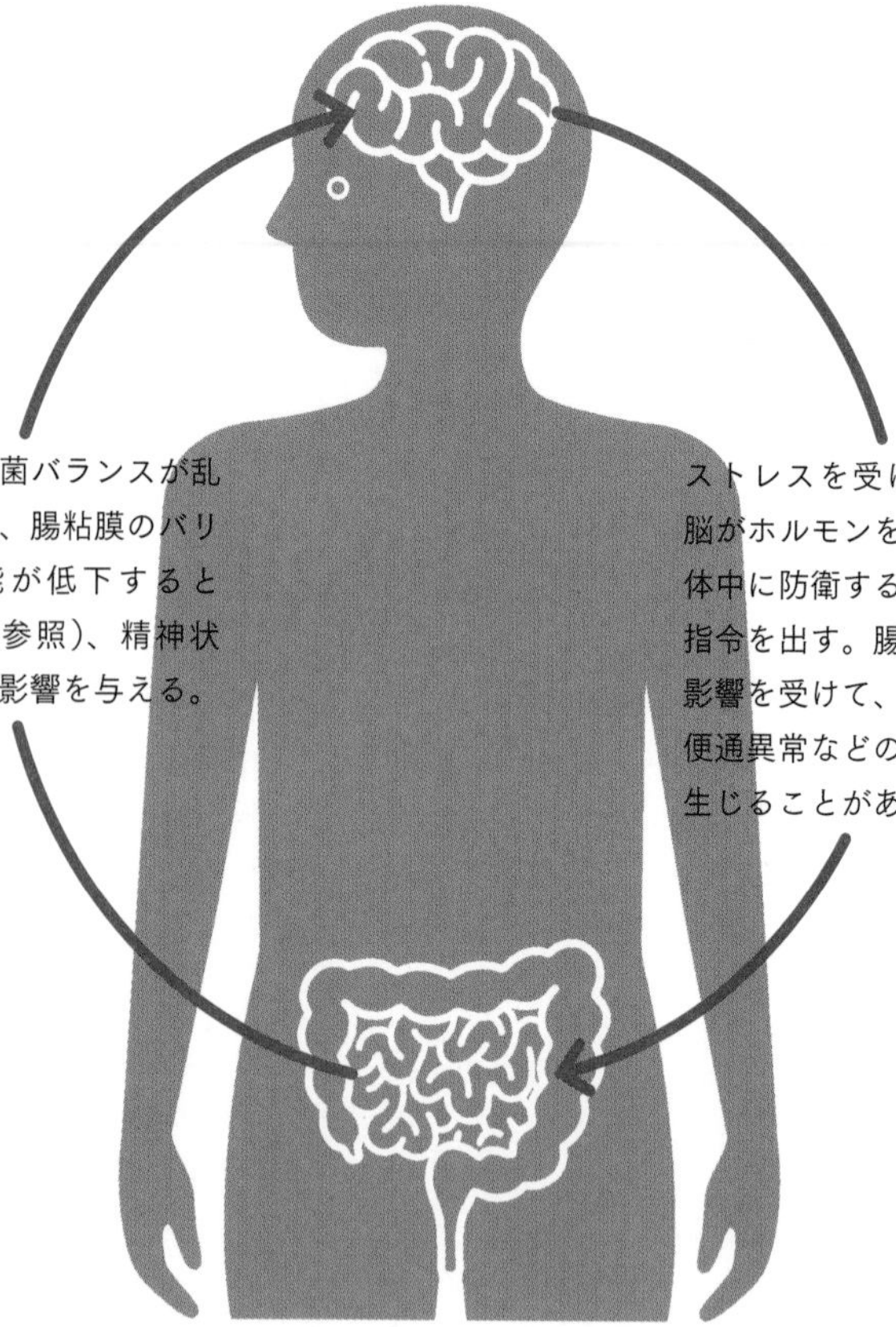
腸内細菌バランスが乱れたり、腸粘膜のバリア機能が低下すると(p156参照)、精神状態に悪影響を与える。
ストレスを受けると、脳がホルモンを通して、体中に防衛するように指令を出す。腸もその影響を受けて、痛みや便通異常などの不調が生じることがある。

腸内細菌が生み出す神経伝達物質が心を穏やかに

これまでお話ししたのは「脳→腸」の関係でしたが、腸が脳に影響する「腸→脳」といった逆のルートも存在しています。

精神を安定させる働きをする神経伝達物質、セロトニンがつくられる場所は脳ではなく腸。そして、その約9割は腸内に存在しています。

セロトニンは、腸内細菌の働きによって生み出されます。

また、セロトニンと同じ神経伝達物質、ＧＡＢＡ（ガンマ-アミノ酪酸）の産生にも腸内細菌が関わっています。

ＧＡＢＡは、神経に働きかけて脳を落ち着かせる働きがあります。

腸内細菌の状態が悪くなると、気分がすぐれない、不安を感じるなどの精神的な不調にもつながる可能性があるのです。

さらには、アルツハイマー型認知症の発症や進行に腸内細菌が関わっていることが注目されています。

アルツハイマー型認知症は、脳にアミロイドβが蓄積することが原因といわれていますが、その蓄積に腸内細菌が関係していることが報告されています。

その報告では、さらに、**患者の腸内細菌は健常者に比べて多様性が低く、ビフィズス菌の占有率が低い**、とレポートしています。

また、腸内細菌と自閉症の関連や、うつ病と腸内環境との関連も明らかになってきています。

こうしてみると、腸と脳は、ホルモンや神経伝達物質など、いくつものルートでつながっていて、互いに連絡を取り合っていることがわかります。

腸は想像以上に、メンタルに深くつながっているのです。

今後は研究が進んで、さらにさまざまな精神的な不調と腸との関連が解明されてくる可能性がありますね。

交感神経と副交感神経のバランスでコントロールされている腸

脳から背中の脊髄をへて、神経はさまざまな器官に指令を送っています。腸の神経は、脊髄から枝分かれして、腸を包んでいる外側の膜につながったものです。

腸のぜんどう運動は、この自律神経によってコントロールされています。自分の意思で腸を動かしたり、その動きを止めたりすることはできませんよね。自律神経は意思とは関係なく、休むことなく腸ばかりでなく、体の器官や臓器を動かすために働いています。

呼吸をする、消化する、心臓を動かすといった体の活動は、自律神経が24時間、自動調節しているのです。

自律神経には交感神経と副交感神経の2つがあり、お互いにバランスを取りながら、働いています。

交感神経はいわばアクセル役で、副交感神経はブレーキ役。

交感神経は血管を収縮させ、血圧を上げ、心拍を速くし、筋肉を緊張させたり、発汗を促す作用があります。いわば体を活動モードにします。

副交感神経は逆に、血管を拡張させ、血圧を下げ、心拍数をゆっくりさせます。そして、筋肉を弛緩させる、発汗を抑えるなどの作用があります。

1日のうち、この2つの自律神経はバランスを取り合いながら、体を正常に保っています。

人間が仕事や運動など活動する昼の間は、交感神経が優位になり、夕方から夜の時間帯はいわばリラックスモードで、副交感神経が優位に立つ、というのが正しいリズムです。

腸と自律神経の関係を見ると、交感神経が優位になると、ぜんどう運動は弱くなり、副交感神経が優位になると、ぜんどう運動は強くなります。

排便は副交感神経が優位の状態の時に起きやすく、活動オンの状態が続く交感神経が優位の時には、ぜんどう運動が鈍くなって便秘が起きやすくなります。

腸は自分で考えて動ける臓器。想像以上に賢い「第二の脳」

このように、腸と脳は密接に関係していますが、腸管には独自の神経系が存在していることが明らかになっています。

腸には、約1億個もの神経細胞が集中しています。その数は、なんと脳についで二番目。そのため、腸は「第二の脳」とも呼ばれています。

腸はその神経系によって、消化液の分泌をコントロールしたり、ぜんどう運動を調

節することができるのです。

つまり、時には脳と連絡を取り合って働くこともあれば、自ら判断して食物の消化・吸収から排泄を担ったりしている、ということなのです。

現に、人が死んで脳が機能しなくなっても、腸はしばらく動き続けています。

このことからも、腸がほかの器官と大きく異なり、人間にとっていかに大切な臓器であるかがおわかりいただけるでしょう。

第6章

ヒトは腸とともに老いる

ヒトは、腸内細菌とともに人生を歩む

最近では、腸と老化についての研究が進んでいます。

腸は、消化・吸収ばかりでなく、病気や老化にも密接に関与していることがわかってきたのです。

「ヒトは血管とともに老いる」――これは、英国の医師、トーマス・シデナムが、17世紀に残した有名な言葉です。

確かに、血管は年齢とともに徐々に老化し、硬くなっていきます。その結果、血管を通して体のすみずみまで届けられていた血液や酸素が行きわたらなくなり、体の老化や不調、ひいては病気につながっていきます。

最近では、末端の毛細血管も年齢とともに劣化したり老化することもわかってきま

した。

一方、腸についての研究が進むにつれ、私は「ヒトは腸とともに老いる」とも考えるようになりました。

しかもこのところ、腸活の話題がマスコミに上がらない日はないほど、腸への関心が高まっています。

ここで、腸内細菌にフォーカスしてみましょう。

人間は、もともと腸に細菌を持たずに生まれてきます。

母親の胎内は無菌状態であり、生まれる前の赤ちゃんの腸は細菌がゼロの状態です。産道にはたくさんの菌があり、ここを通る時に、赤ちゃんの口に菌が入ってきます。菌は、授乳を介して体内に入ってくることもありますし、生まれた病院などで菌をもらうこともあります。

ペットや兄弟姉妹などを介して取り込むルートもあります。

しばらくすると、赤ちゃんはさまざまなものを口にしてなめるようになります。外界にはたくさんの菌が存在していますから、それに対抗するために、赤ちゃんは口からさまざまな菌を取り込んで、免疫力を鍛えているのです。

人の腸に棲む菌は約１０００種類あり、そのうちの数百種を個人個人それぞれに持っています。数にして１００兆個。

人間の皮膚や口内などにも細菌が棲みついており、その重さはなんと１～２kgにものぼります。そして、その9割は腸に棲んでいます。

人それぞれ、顔が異なるように、持っている腸内細菌の種類も千差万別です。

大体3歳頃までに、その人の腸に棲む細菌の種類は決まってくるといわれています。この幼児期に、さまざまな細菌を取り込むことで免疫力が鍛えられます。**人間の一生のうちで免疫機能を鍛えられる唯一の時期が、3歳までの期間**なのです。

各種類の細菌はテリトリーをつくって棲んでおり、それぞれの集団がさまざまなお花畑をつくっているように見えるため、「腸内フローラ」と呼ばれています。

腸内細菌は、その働きによってざっくりと「善玉菌」、「悪玉菌」、「日和見菌《ひよりみ》」（健康な時は問題ないが、体が弱った時に悪い働きをすると考えられている菌）に分類されます。ただ、最近では、遺伝子細菌解析により、**日和見菌**といわれるものの中にも、

年齢とともに変化する腸内細菌のバランス

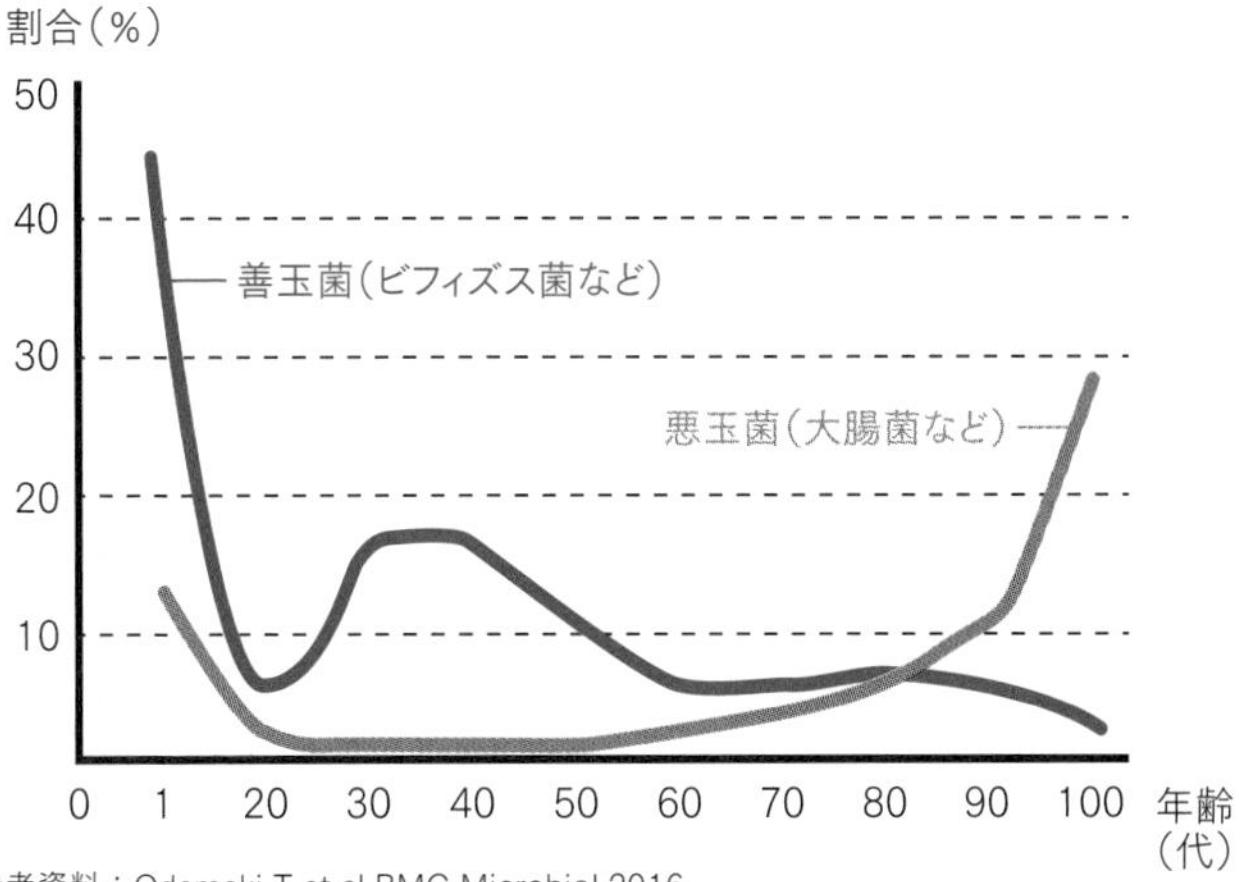

参考資料：Odamaki T.et al BMC Microbiol 2016

体によい作用をもたらす細菌があることがわかってきました。たとえば、酪酸《らくさん》を生み出す酪酸産生菌などが挙げられます。酪酸産生菌については、後で解説します。

上の表をご覧いただけばわかるように、幼少期は善玉菌が優勢です。乳児期は、善玉菌としてよく知られているビフィズス菌がもっとも優勢ですが、大人の食事に近づいてくると減っていきます。

80歳をすぎると、優勢であった善玉菌と悪玉菌の逆転現象が見られます。

次項から、健康で長生きするために役立つ腸内細菌を取り上げていきます。

長寿菌1

酪酸産生菌（酪酸菌）

自分の足でしっかり歩いている高齢者は、海藻をたっぷり食べていた！

健康長寿の仕組みに腸内細菌、あるいはその代謝物が深く関与している可能性が解明されつつあります。

そのひとつが筋肉量と腸内細菌の関係です。

年とともに筋肉量は減少し、また筋力は低下していきます。

この加齢に伴う筋肉の減少を「サルコペニア」と呼んでいますが、高齢者では特に、この老化現象をできるだけ遅らせたいですね。

放っておくと、立ち上がったり、歩くことすら困難になることがあります。そして、転倒しやすくなり、要介護状態に陥る可能性もあります。

このサルコペニアの進行を抑えるためには、意識してトレーニングを行うことが大切です。その意味でも、ゆるジャンプは、筋肉量や筋力を保つためにぜひ取り入れたいもの。

食事面では、腸内環境に目を向けましょう。

ここで、京丹後《きょうたんご》市での長寿者を対象とした調査をご紹介します。

京丹後市は、100歳以上の「百寿者《ひゃくじゅしゃ》」が多く住んでおられます。2018年の人口10万人あたりの百寿者の割合は159・8人と、全国の53・4人（2017年）と比較して約3倍にものぼります。また、近隣の京都府（65・6人）と比べると、約2・5倍の開きがあります。

しかも、京丹後市では寝たきりの老人が少なく、自分の足で歩くという活発な生活を送っている人が多いのです。

さらに、京丹後市の男性の死亡原因を全国のデータと比較したところ、大腸がんが少なく、脳心血管疾患も少ない、ということがわかりました。

この健康長寿の秘密を探るべく、さらに15年間にわたって生活習慣やさまざまな検査を継続して調べたところ（研究チーム代表：京都府立医科大学的場聖明循環器内科学教授）、京丹後市では80～１００歳代でも、60～70代の血管の若さを保っていることがわかりました。

そして、その**血管年齢を保っているのが運動量が多いことと、食物繊維を多く摂取する食生活に秘密がある**ことが明らかになりました。

京丹後市では、近所の家に行くのも買い物にでかけるのも距離が長く、日常的に歩く距離が長いのです。ウォーキングといった運動習慣がないにもかかわらず、必然的に運動量は日常的に多くなっていたわけです。

また、食生活を見ると、**海藻類の摂取量が多い**のが特徴的でした。海藻類は、食物繊維の中でも水溶性食物繊維に分類されます。

また、根菜類、豆類をよく食べているほか、全粒穀類を主食にしている人も多く見られました。

タンパク質の摂取量が少なくても、酪酸が筋肉量の減少を防いでいる

京都医科大学大学院医学研究科生体免疫栄養学講座の内藤裕二教授らは、さらに京丹後市で高齢者の腸内フローラを調べました。

教授は京都市内の高齢者と、年齢と性を一致させて腸内フローラの種類を比較解析しました。

その結果明らかになったのは、ファーミキューテス門というグループが京都市の平均58％に対し、京丹後市では68・2％と高値であったことです。ファーミキューテス門は、日和見菌のうちの1グループです。

その中でも、ロゼブリア菌、コプロコッカス菌、ラクノスピラ菌という種類が多かったのですが、これらの菌は「酪酸」をつくるという共通点がありました。

酪酸とは、短鎖《たんさ》脂肪酸という酸の1種で、同じ短鎖脂肪酸の仲間に酢酸などがあります。

京丹後市での調査では、筋肉量とタンパク質の摂取量に相関関係はありませんでした。つまり、タンパク質を多く摂っていなくても、筋肉量は減少していなかったのです。

タンパク質を多く摂っていなくても、なぜ筋肉がよい状態で保たれているのでしょうか。

答えのヒントは、この酪酸にあります。

日本人の約9割が、海藻を分解する酵素を持っているといわれています。これはほかの国では見られない、日本人に特有の酵素です。

この酵素が海藻を分解してつくり出すのが、水溶性食物繊維。

ロゼブリア菌などの酪酸産生菌は、この水溶性食物繊維をエサとして利用し、その代謝物として酪酸がつくられます。**この酪酸が、筋肉量が減るのを防ぐ**という役割を担っているのです。

腸内に酪酸産生菌が多いほど、筋肉量が多い傾向が見られます。このように、サルコペニアの予防に酪酸が関与している可能性が指摘されています。酪酸は、サルコペニアを予防するほか、老化を制御するメカニズムで大きな役割を果たしている可能性が指摘されるようになりました。

酪酸が持つ主な作用について、ひとつひとつ見ていきましょう。

酪酸は腸粘膜のエネルギー源となり、腸の粘膜を丈夫に

腸のもっとも表面にある上皮細胞は、血液によってエネルギーを得ているわけではなく、酪酸に頼っています。酪酸産生菌が生み出す酪酸をエネルギー源としているのです。

酪酸産生菌と腸粘膜のWin-Winの関係

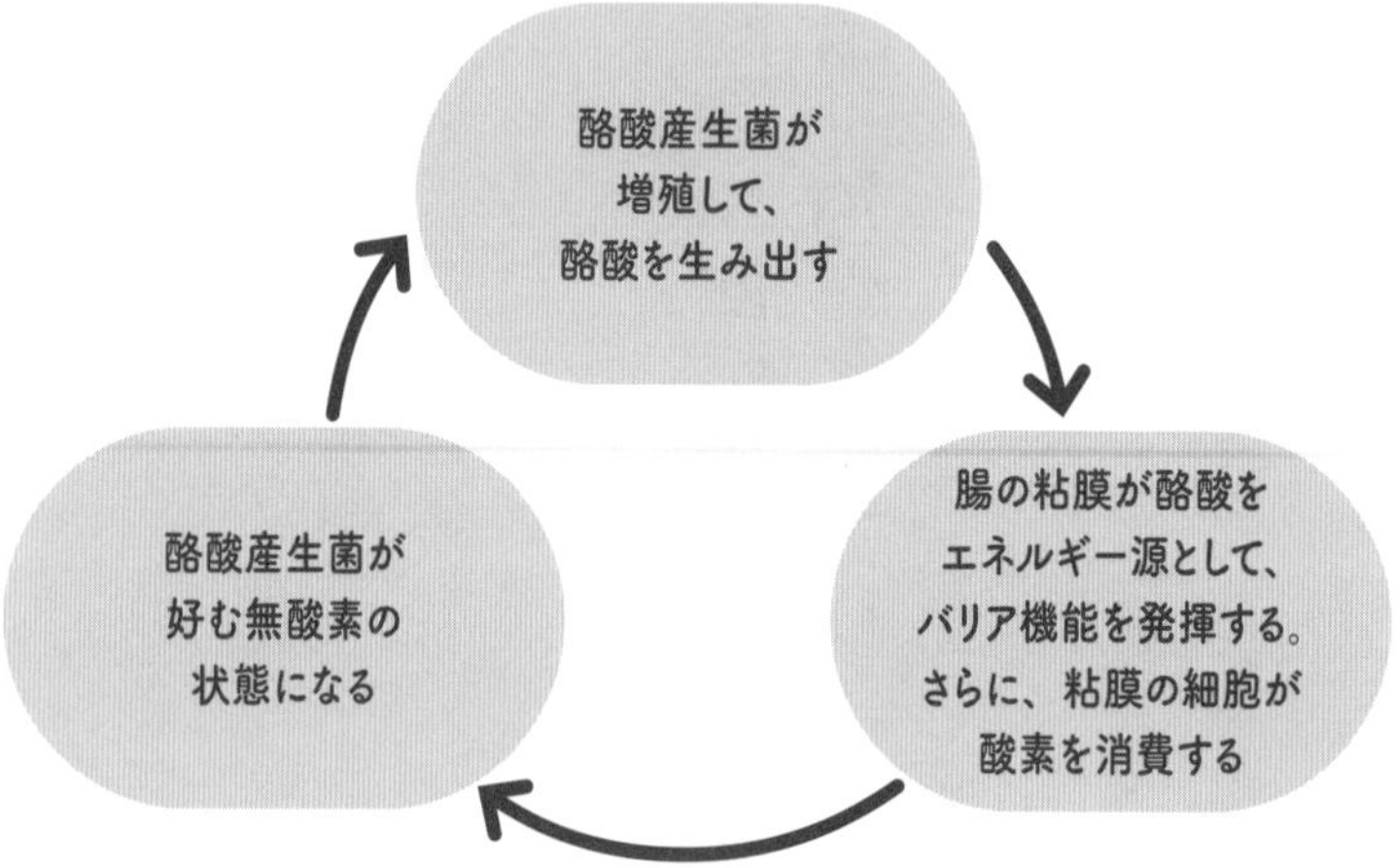
酪酸産生菌が
増殖して、
酪酸を生み出す
腸の粘膜が酪酸を
エネルギー源として、
バリア機能を発揮する。
さらに、粘膜の細胞が
酸素を消費する
酪酸産生菌が
好む無酸素の
状態になる

酪酸産生菌が酪酸を十分生み出すことができれば、上皮細胞は活発に活動し、粘液が十分分泌されて、粘膜のバリア機能が保たれます。

また、上皮細胞は酸素を消費していますが、そのおかげで腸内が酸素のない状態になります。

酪酸産生菌は酸素のない状態を好むので、よい環境を提供してもらっていることになります。

こうしてみると、腸内細菌と腸とは、もちつもたれつの相互関係ができているわけです。

炎症を抑えるなどの免疫維持、アレルギー抑制などに貢献している

酪酸は、制御性《せいぎょせい》T細胞という、免疫をコントロールする細胞が生み出されるのを助けます。

この制御性T細胞は、体の炎症反応を制御してブレーキをかける役割があり、免疫の維持のためには大変重要な役割を担っています。

潰瘍性大腸炎では、腸内フローラの乱れにより、特に酪酸を産生する菌の減少が関与していることが明らかになっています。また、クローン病や多発性硬化症の腸内でも、この菌が低下していることがわかっています。

さらに制御性T細胞は、食事におけるアレルゲン（抗原）に対してアレルギーを起こすメカニズムの中のブレーキ役となっています。

酪酸は、この制御性T細胞の分化（機能を持つ細胞へと変化するプロセス）を促進します。

つまり、**食物によるアレルギーを抑制する働きにつながる**ということです。

幼児期に食物繊維を多く含む食生活を送ることにより、酪酸が産生され、アレルギーの発症が抑えられることも指摘されています。

さらに酪酸は、マクロファージのようにウイルスや細菌を食べ、消化・殺菌する免疫細胞の抗菌活性を高めることもわかってきました。

最近の話題としては、新型コロナウイルス感染症（COVID－19）の重症例や後遺症が残る例では、酪酸を産生する菌が減少していることが明らかにされています。

ホルモン分泌を促すことで、高血糖・肥満を予防

酪酸産生菌は、腸から分泌されるホルモンに働きかけて、糖尿病によい作用を及ぼします。

食事を摂ると、小腸の細胞からＧＬＰ-１というホルモンが分泌されます。すると、それが膵臓の一部に働きかけてインスリンが分泌され、食後の血糖が上昇するのを抑えます。

マウスの実験では酪酸産生菌を投与すると、ＧＬＰ-１やインスリン分泌が増加することがわかっています。

つまり、高血糖を予防する方向に働くということです。

また、ＧＰＲ41という受容体が腸管内にありますが、これが酪酸や酢酸と結びつくことで食欲を抑えるホルモン、ＰＹＹの分泌が促進されるということがマウスや細胞を使った実験からわかっています。

ＰＹＹホルモンは、ヒトにおいても、視床下部の受容体に作用して、食欲を抑え、食べる量を減らします。

酪酸は、糖尿病や肥満の予防へとつながっていくのです。

抗体をつくる細胞を応援して、細菌やウイルスから身を守る

酪酸には、IgA抗体を増やす働きがあります。

IgA抗体とは、細菌やウイルスから体を守ってくれる抗体です。IgA抗体は細菌やウイルス、毒素に結合することで体の中に入り込むのを阻止し、病原体からガードしています。

これは全身の粘膜に存在していますが、約70%は腸管に存在しています。無菌マウスでは大腸のIgA産生細胞はほとんど存在しませんが、無菌マウスに細菌を定着させることによって、IgA産生細胞が増加することが報告されています。

大腸の中でIgA産生細胞を増やすためには、細菌の代謝物が必要であり、その代謝物が酪酸であることも明らかになっています。

粘膜のＩｇＡ抗体が増加することで粘膜のバリア機能が高まり、感染症への防御効果がアップします。インフルエンザ、新型コロナウイルス感染症（ＣＯＶＩＤ－19）への対策としても、参考にしてください。

うつ病、パーキンソン病、がんの抑制、骨代謝との関連も指摘されている

先に脳腸相関に触れましたが、酪酸産生菌が減少することによって、うつ傾向になるという相関関係も見られています。

また、パーキンソン病や多発性硬化症などの神経が変性する病気の人の便では、酪酸産生菌が減少していることが報告されています。

酪酸が大腸がんに及ぼす影響について行われた基礎研究によると、がんを抑制する

遺伝子を活性化するほか、がん細胞の増殖を抑制するなど、がんを抑える働きが認められています。

また、骨の代謝の一連のメカニズムにも、腸内細菌が関わっていることも解明されてきましたが、ここにも酪酸が関与しています。

酪酸の産生には、乳酸産生菌の存在も欠かせない

なお、酪酸産生菌単独で酪酸を産生するのはむずかしいことがわかっています。酪酸が生み出されるためには、酪酸産生菌と乳酸を産生する菌の共同作業が必要になるのです。つまり、**酪酸産生菌と乳酸産生菌の両方が、健康長寿にとって重要になる可能性があります。**乳酸を産生する菌には、ビフィズス菌や乳酸菌などがあります。

なお、現在、医師が処方している整腸菌製剤のうち、最も多いのは酪酸（産生）菌（配合）製剤といわれています。

実際、日経メディカルOnline医師会員（3618人）を対象に行ったアンケートによると、44・8％の医師が酪酸菌（配合）製剤（商品名：ミヤBM、ビオスリー）を処方しています。

ついで、第2位の44・2％を、ビフィズス菌（配合）製剤（商品名：ラックビー、ビオスミン、ビオフェルミンほか）が占めています（2021年10月30日）。

有酸素運動を継続することで、酪酸量が維持できる

酪酸を増やすには、運動習慣を継続することも重要です。

イリノイ大学の研究グループによると、運動で腸内の酪酸量が増加することが明らかになりました。

すわりがちな生活の成人32人に6週間にわたって週に3回、ウォーキングなどの軽い有酸素運動を60分行ってもらったところ、短鎖脂肪酸（酪酸、酢酸、プロピオン酸）の濃度が上がっていたということです。

肥満した人よりやせた人のほうが、その増え方が大きいという結果でした。

酪酸産生菌は、肥満度に関係なく増加していました。

さらに、その後6週間、運動をしないと、酪酸の量は減少していた、ということです。

やはり、運動習慣を続けることが、よい腸内環境を保つために大切——このことがこの研究からもうかがい知ることができますね。

長寿菌２

ビフィズス菌

認知機能を改善するプロバイオティクス、ビフィズス菌

「プロバイオティクス」という言葉はよく耳にすると思いますが、ここで、改めて解説します。

プロバイオティクスとは、人によい作用をもたらす微生物のことをいい、人に有害な病原細菌に対抗するアンチバイオティクス（抗生物質）に対して提案された用語です。

「ともに＝プロ」（pro）と「生きる＝バイオシス」（biosis）を組み合わせた言葉で、「腸

内フローラのバランスを改善することによって、宿主の健康に好影響を与える生きた微生物」と定義されています。

プロバイオティクスの例としては、先ほど触れた酪酸産生菌や乳酸菌、ビフィズス菌などがあります。

この中で最近、研究者の間で注目を集めているプロバイオティクス、ビフィズス菌についての研究報告をご紹介しましょう。

これは、森永乳業（株）が２０２１年に発売したヨーグルトに配合されているＭＣＣ１２７４というビフィズス菌です。

ビフィズス菌には数多くの種類がありますが、ＭＣＣ１２７４は、その中から認知機能の維持に関わると特定された種類です。

この菌を摂取することにより、軽度認知障害（ＭＣＩ）の人で認知機能が改善されたという論文が医学誌に投稿されました。

軽度認知障害（ＭＣＩ）とは、健康な状態と認知症の中間の症状で、認知症の前段階と考えられています。日本では、65歳以上の高齢者の13％が軽度認知障害であると推定されています。

同社では、軽度認知障害の人を対象として臨床実験を行いました。

具体的には、50～79歳の認知機能が疑われる健康な人80名を2つのグループに分け、それぞれ、ビフィズス菌ＭＣＣ１２７４を２００億個含むカプセルと、見かけは同じでも偽物のカプセルをそれぞれ16週間摂取してもらいました。

その結果、ビフィズス菌ＭＣＣ１２７４を摂取した群のほうが、認知機能の一部である記憶力・空間認識力が高まったことが確認されました。

この研究が注目されている理由は、米国で脳外科、神経内科、精神科などで疾患の評価として用いられる神経心理検査を用いたためだといわれています。

食品で、ここまではっきりとした認知機能改善の結果が出るのは珍しいことです。

ビフィズス菌ＭＣＣ１２７４は、大腸では酢酸などの代謝産物をつくります。

そして、これらの代謝産物が腸から吸収され、脳内に働きかけることで、脳内の炎症を抑え、認知機能を正常化させていると考えられます。

これは、プロバイオティクスが脳腸相関に関与する効果として、注目されます。

長寿菌3 エクオール産生菌

同じヘルシー食材でも、有効な物質をつくれる人、つくれない人がいる

ヘルシー食材の代表選手、大豆・大豆製品。大豆に含まれるイソフラボンは、女性にとって、頼もしい味方です。大豆イソフラボンは、女性ホルモン、エストロゲンとよく似た構造を持っています。そのため、エストロゲン受容体に作用して、更年期症状を抑えると考えられています。日本女性が欧米人と比べて更年期症状が少ないのは、日常的に大豆製品を食べているためではないかといわれています。

大豆には数種類のイソフラボンが含まれていますが、そのうちのひとつ、ダイゼイ

ンからアンチエイジング効果の高いエクオールという物質ができます。

エクオールが生まれるのは腸の中。腸内細菌が持つ酵素の働きによって、ダイゼインからエクオールがつくられます。

エクオールは、最近の研究から更年期症状や骨代謝、閉経後女性の肥満やメタボリック症候群、肌の老化（シワ）を改善することが認められています。その作用は、通常の大豆イソフラボンの何倍にものぼることがわかっています。

エクオールをつくるのは、乳酸菌の中でも「エクオール産生菌」ともいえる細菌で、これまでラクトコッカス20－92など15種類ほどが確認されています。

腸内細菌の種類が人によって差があることはすでにお話ししましたが、大豆イソフラボンが分解されてできる「エクオール」という物質が「つくれる人」と「つくれない人」がある、ということがわかってきました。

つまり、同じように大豆、大豆製品を摂ったとしても、人によっては十分なアンチエイジング作用が期待されない可能性があるということです。

エクオールをつくれない人は血管年齢が高いほか、認知機能にも差が生じる

一般に、日本人ではエクオールをつくれる人とつくれない人の割合は、約1対1といわれています。欧米の場合は、1対4で、つくれない人のほうが多いのです。

私たちの施設（愛媛大学医学部附属病院　抗加齢・予防医療センター）では、尿検査でエクオール産生の有無を調べたところ、150名のうち「エクオールがつくれる人」は60名（40％）、残りが「エクオールがつくれない人」でした。これは、一般的な日本人のエクオール産生者の比率とほぼ同じと考えてよいでしょう。

次に、「エクオールがつくれる人」と「エクオールがつくれない人」に分けて、抗加齢ドックの受診結果の比較をしました。

平均のＢＭＩ、年齢、性別の割合、血圧の値などに差はなかったのですが、血管年

齢を評価する指標のひとつである脈波伝播速度《みゃくはでんぱ》が「エクオールがつくれる人」で秒速1565㎝、「エクオールがつくれない人」では秒速1656㎝で、統計学的に意味のある差が出ました。

つまり**「エクオールがつくれない人」では血管年齢が高かった**、ということです。血管年齢が高くなる要素をさらに検討すると、一般に知られている要素である「年齢が高いこと」、「収縮期（上の）血圧が高いこと」、「空腹時の血糖値が高いこと」などに加えて「エクオールがつくれないこと」が関係することがわかりました。

「エクオールがつくれる人」と「エクオールがつくれない人」の血管年齢の差は、およそ10歳分と考えられました。

認知機能も検査したところ、「エクオールがつくれる人」は、「エクオールをつくれない人」に比べて、検査の点数が高いこともわかりました。

さらに、軽度認知障害の人と正常な人で比べてみると、軽度認知障害の人は明らかにエクオールをつくれない人の割合が多かったのです。

エクオールがつくれない人はつくれる人に比較して、軽度認知障害になるリスクが

4倍である、ということがわかりました。

では、エクオールがつくれない人はどうしたらよいでしょうか。

そういった方はエクオールのサプリメントを飲むことで、その効果を得ることができるでしょう。先の研究によってエクオールの効果がはっきりしたために、エクオールを補充する意味が裏付けられたのです。

最近では、プロバイオティクスの飲料や食品、サプリメントの開発分野では、各メーカーがしのぎを削っている状況ですから、いずれ、エクオールを産出する菌入りの製品が現れるかもしれません。

私の研究でエクオールがつくれない人の中にも、エクオール産生菌がまったくゼロではない人がたくさんいることがわかりました。

これらの人が「エクオールをつくれる人」に変わるための方法、取り組むべき生活習慣などを明らかにすることも、今後の課題と考えています。

なお、このエクオールは、更年期以降の女性に多い関節の変形や痛みを生じる「ヘバーデン結節」にも効果がある、との報告があります。

第7章

腸内フローラをすこやかに保つ食べ方、キホンのキ

日々の便の形状が腸内の健康度を示す

便は消化管の健康度を示す唯一のバロメーター。理想的なのは、黄色に近い黄土色をしたバナナのような便。

下痢の時には液体状になりますし、便秘の時には、ウサギのフンのようにコロコロした硬さになったりします。

無臭なのが理想的ですが、健康的な腸であれば、不快さを感じないくらいの酸っぱさを感じることがあります。

口から取り入れた食べ物は、約24~72時間後に便として排泄されます。

皆さん、大便はほとんどが食べ物のカスだと思っていませんか?

便は食べ物のカスと考えている人も多いのですが、実は、そのカスが占める割合は数分の1にすぎません。

健康な人の大便の8割ほどは水分で、2割が固形成分なのですが、固形成分のうち**食べ物のカスは約3分の1にすぎません。**その他、3分の1が腸の粘膜がはがれたもの、残り3分の1が腸内細菌とその死骸といわれています。つまり、**腸内細菌は毎日どんどん入れ替わっていくということですね。**

腸内環境がよければ、理想的なこのバナナ便に毎日お目にかかれるはずです。

不溶性、水溶性──2種の食物繊維がそれぞれ受け持つ重要な働き

前述したように、野菜や穀類、海藻に含まれる食物繊維は、消化されることなく、大腸に送り込まれます。しかし、この食物繊維が無駄なものでないことは、皆さんも

ご承知のことと思います。

食物繊維は脂質や糖質の消化・吸収を抑制することで肥満を予防したり、代謝に影響を与えると考えられてきましたが、研究が進むにつれて、腸内フローラに大きく関わっていることが明らかになってきました。

この食物繊維には、2つの種類があります。

食物繊維は、不溶性と水溶性の2つに分けられます。

この2つの働きを、整理してみましょう。

不溶性食物繊維は水に溶けにくい繊維で、次のような特性があります。

●腸内で水分や老廃物などを吸収し、数倍にふくらむ
●便のかさを増す。腸のぜんどう運動を促進し、便通を促す
●腸内の有害物質や老廃物を体の外に出す。大腸がんなどの予防に役立つ

一方の水溶性食物繊維は水に溶けやすく、便に粘りを与えます。

特性は、次のようにまとめられます。

●便を軟らかくしてその状態を整え、出しやすくする
●便が腸内を通過するスピードをゆるめ、消化・吸収の速度をゆるやかにする
●脂肪や糖分の吸収をゆるやかにすることで、血糖値が急激に上がるのを防ぐ
●余分な糖、脂質を排出する
●善玉菌の栄養となり、善玉菌を増やして、腸内環境をよくする

酪酸産生菌の項でお話ししたように、腸内で酪酸が生み出される材料となるのは、この水溶性食物繊維のほうです。水溶性食物繊維が酪酸産生菌によって発酵することで、短鎖脂肪酸が生成されます。

酪酸のほか、善玉の腸内細菌が生み出す乳酸や酢酸によって腸内が酸性に保たれる↓善玉菌の増殖が促進される↓腸内が酸性に保たれる↓さらに善玉菌の増殖が促進される、というよいサイクルがまわるのです。

排便の量が食物繊維の摂取量の目安になる

水溶性食物繊維には、どんなものがあるでしょうか。

130〜131ページの表に、主な食品をリストアップしました。

野菜類では、エシャレットやにんにくは100g中の水溶性食物繊維量がダントツですが、1食で摂る量は限られています。**その他の野菜や海藻類、豆類などをつとめて摂るように心がけましょう。**

なお、日本人の食物繊維摂取量は、1950年頃には1日あたり20gを超えていましたが、減少傾向にあります。最近の報告によれば、平均摂取量は1日あたり14g前後と推定されています。10〜20代では10グラム前後にも下がっています。

かつては、野菜、いもや豆類、海藻などがふんだんに食卓にのぼっていましたが、現在では、これらを使ったおかずのいくつかは姿を消しています。

穀類・いも類・豆類、野菜などの摂取量が減るとともに、食物繊維の摂取量は減少しています。

厚生労働省が策定した「日本人の食事摂取基準（２０２０年版）」では、１日あたりの「目標量」（生活習慣病の発症予防を目的として、現在の日本人が当面の目標とすべき摂取量）は、18～64歳で男性21ｇ以上、女性18ｇ以上となっています。65歳以上では、17ｇと設定されています。

欧米において、１日あたり24ｇ以上の摂取で、心筋梗塞、脳卒中、２型糖尿病、乳がん、胃がん、大腸がんなどの発症リスク低下が観察されるとの研究報告があります。食物繊維の必要量は、「1日に1回、規則的に排便がある」ことがひとつの目安になります。

必要量が摂れている人の排便量は、１日に約１５０ｇ（見た目ではＭサイズの鶏卵で約３個分）であることがわかっています。まずは、この便量をつくり出すための食物繊維を食事から摂りましょう。

水溶性食物繊維が豊富な食品

（単位：g／可食部100gあたり）

穀類

食品名	水溶性食物繊維	不溶性食物繊維
大麦	6.0	2.7
オートミール	3.2	6.2
全粒粉小麦（強力粉）	1.5	9.7
玄米	0.7	2.3
発芽玄米	0.5	2.6
全粒そば粉	0.8	3.5

野菜

食品名	水溶性食物繊維	不溶性食物繊維
あしたば	1.5	4.1
アボカド	1.7	3.9
エシャレット	9.1	2.3
オクラ	1.4	3.6
かぼちゃ	0.7	2.1
からし菜(塩漬け）	1.0	4.0
ごぼう	2.3	3.4
しゅんぎく	0.8	2.4
だいこん（おろし）	1.4	3.7
なばな	0.7	3.5
にら	0.5	2.2
にんじん	0.7	2.1
にんにく	4.1	2.1
バジル	0.9	3.1
ピーマン	0.6	1.7
ほうれんそう	0.7	2.1
芽キャベツ	1.4	4.1
モロヘイヤ	1.3	4.6
らっきょう（甘酢漬け）	1.3	1.5

きのこ類

食品名	水溶性食物繊維	不溶性食物繊維
生しいたけ	0.4	4.1
干ししいたけ	2.7	44.0
なめこ	1.0	2.4

豆類・乾物類

食品名	水溶性食物繊維	不溶性食物繊維
いんげん豆（ゆで）	1.5	12.0
青えんどう（ゆで）	0.5	7.2
ひよこ豆（ゆで）	0.5	11.1
あずき豆（ゆで）	0.8	11.3
大豆（ゆで）	0.9	5.8
糸引き納豆	2.3	4.4
白きくらげ（ゆで）	1.2	5.2
かんぴょう(ゆで)	1.9	3.4
いりごま	2.5	10.1
切り干し大根（ゆで）	0.6	3.2

いも類

食品名	水溶性食物繊維	不溶性食物繊維
さつまいも	0.9	1.8
さといも	0.8	1.5

海藻

※分析の際、水溶性と不溶性の分別がむずかしいため、総量のみを示している。

食品名	食物繊維総量
青のり　素干し	35.2
焼きのり	36.0
まこんぶ　素干し　（乾）	27.1
粉寒天	79.0
乾燥わかめ　素干し	32.7

くだもの

食品名	水溶性食物繊維	不溶性食物繊維
いちご	0.5	0.9
いちじく	0.7	1.2
干し柿	1.3	12.7
きんかん	2.3	2.3
ゆず皮	3.3	3.6
キウイフルーツ（緑）	0.6	2.0
干しプルーン	3.4	3.8
ブルーベリー	0.5	2.8
もも（白）	0.6	0.7

※日本食品標準成分表　2020 年版（八訂）をもとに作成。

もう1品増やして、1日あたりプラス3～4gを目標に

現在、不足気味の食物繊維を摂るためには、まずは1日あたりプラス3～4gを目標に、積極的に摂取することがすすめられます。

食物繊維を手軽に摂りたい方へおすすめするのは、主食の穀類から摂る方法です。1日のうち1食の主食を五穀米、玄米ごはん、麦ごはん、胚芽米ごはん、全粒小麦パンなどに置き換えると、効率よく食物繊維が摂取できます。

また、食物繊維は豆類、野菜類、くだもの、きのこ類、海藻類などにも多く含まれています。食品で見ると、そば、ライ麦パン、しらたき、さつまいも、切り干し大根、かぼちゃ、ごぼう、たけのこ、ブロッコリー、モロヘイヤ、納豆、いんげん豆、あずき、おから、しいたけ、ひじきなどは、1食で摂取する量の中に食物繊維が2～3g

も含まれています。

効率的に食物繊維を摂るには、肉や魚と組み合わせて調理したり、これらの食材を使った1品を食事の中に上手に取り入れるとよいでしょう。サラダをはじめ、小鉢などの副菜を1品、追加するよう心がけたいものです。

外から取り入れる菌類はいわば応援部隊。毎日継続して

腸活の代表選手といえば、「発酵食品」。毎日、発酵食品を摂るのを習慣にしていらっしゃる人も少なくないでしょう。発酵食品でおなじみなのは、ヨーグルトやチーズ。そして、日本人の食生活に欠かせない味噌、納豆、日本酒、酢、醤油、漬物――いずれも、発酵菌が働いて素材をおいしい食品に生まれ変わらせます。

ヨーグルトやチーズ、漬物などでは、乳酸菌が糖質を分解して乳酸をつくり出し、牛乳や野菜をうまみのある食品に変えます。

酢の場合には、酢酸菌がアルコールを酸化することで生成されます。

味噌、醤油、日本酒は、麹菌や乳酸菌、酵母菌の働きででき上がります。

ヨーグルトやチーズなどの動物性の発酵菌は胃酸に弱く、腸に届くまでに死んでしまいます。ですから、ヨーグルトを食べるタイミングとしては、空腹時を避けて、食事中か食後に摂るのがオススメです。

ヨーグルトは甘味を加えて食べることが多く、糖分の摂りすぎにつながることもあります。**ヨーグルトは、あくまで食事の脇役と考えるようにしましょう。**

一方、植物性の乳酸菌は胃酸に負けずに腸に到達します。

なれ寿司や鮒寿司なども、植物性乳酸菌を含んだ発酵食品です。

納豆に含まれる納豆菌は、芽胞《がほう》（胞子《ほうし》）に包まれているので、胃酸にも強く、腸に生きたまま到達します。が、この納豆菌は枯草《こそう》菌という種類（土や枯草など自然界に広く存在している菌）で、人間の腸の常在菌ではありません。

これらの菌が腸に届いたとしても、１～２日で排出されます。腸に定着したり、増殖することはないのです。

食品やサプリとして外部から補充した菌は、腸内に棲みついている菌のいわば応援部隊。そのため、毎日継続して口にすることがすすめられているのです。

ではなぜ、これらの食品やサプリが腸内環境によいとされているのでしょうか。

それは、発酵菌が乳酸や酢酸などの酸を生成するため、大腸を弱酸性の状態に保ち、腸内に棲みついているビフィズス菌や乳酸菌などを増やすからです。

しかも、有害な悪玉菌が増えるのを防ぎ、腸内環境をよい状態に保つのです。

腸内を弱酸性に保つためには、お酢を飲めばいいのでは、とお考えの方がいらっしゃるかもしれませんが、お酢は胃酸で分解されてしまいます。さまざまな酸を生み出してくれる腸内の善玉菌を増やすことが重要なのです。

なお、腸内に常在するビフィズス菌をはじめとする善玉菌の働きを補足すると、ビタミンB1、B2、B6、B12などのビタミンB群、ビタミンK、葉酸などの生成に関わっています。

タンパク質、脂質、糖質の摂り方が腸内環境を左右する

肉料理やスイーツ尽くしで暴飲暴食した翌日などは、便が臭い、と感じるような経験はありませんか？

ここにも、腸内細菌が関わっています。口にするものが高脂肪食や甘いものに偏ると、悪玉菌が勢いを増して、腸管内がアルカリ性に傾いてしまいます。

すると、さらに悪玉菌が繁殖しやすくなり、食物繊維を発酵させるのではなく、腐敗させてしまい、有害な物質が生み出されます。

その結果生じるのは、下痢、便秘、肌荒れ、肥満などです。

悪玉菌のひとつであるウェルシュ菌は牛・豚の動物性タンパク質を腐敗させ、アンモニアをはじめとした悪臭を持つ有害な化学物質を生成します。

これらの化学物質は、大腸の粘膜を傷つけて、やがては大腸がんの元となるといわれています。

この物質は、さらには肝臓の機能障害を引き起こす可能性もあります。

腸内細菌は、動脈硬化とも関連があります。

卵やチーズ、牛肉に含まれるL-カルニチンは腸内細菌によって代謝産物となりますが、それが動脈硬化の元になるという研究があります。

L-カルニチンは、血管を詰まらせる動脈硬化巣（プラーク）の生成に関わります。

また、大血管が血栓によって詰まったような時には、さらに、血を固める血小板が集まるのを促進するという働きもあります。

つまり、動脈硬化を促進し、心筋梗塞や脳梗塞の発症にも大きく関わるということです。

いずれ、腸内細菌に働きかけることで、動脈硬化予防、心血管疾患の予防などに結びついていく可能性も考えられるでしょう。

最大効果を手に入れる上手なタンパク質の摂り方

タンパク源は、脂肪の多い牛・豚肉に偏らず、脂の少ない鶏肉や魚をできるだけ食卓に上げ、大豆などの植物性のタンパク質も増やしましょう。

納豆は、先ほどお話ししたように、納豆菌が含まれていて腸内フローラをよくする働きがあるほか、タンパク質や食物繊維もたっぷり含まれているので、すぐれた食品です。

背の青い魚には、動脈硬化を予防するＥＰＡ（エイコサペンタエン酸）も含まれていますから、健康志向の方ならもうすでに積極的に摂っていらっしゃることでしょう。

さらにタンパク質の摂り方に補足すると、朝にたっぷりと摂るのがオススメです。

体内時計のリズムに合わせて食事を摂り、体への効果を高める「時間栄養学」という考え方があります。

この時間栄養学によると、１日に摂るタンパク質量のうち、朝にその30～50％を摂ると、**筋肉のつき方がよくなる**、ということです。

また、朝は食物繊維もつとめて摂りたいもの。朝に食物繊維を多く含む食事をすると、次の食事を摂った時にも血糖値の上昇が抑えられます。最初の食事の食物繊維が、次の食事後の血糖値の上昇を防ぐのです。

日本人の腸が喜ぶのは、長い間なじんできた伝統的な和食

腸によい食事をまとめてみると、昔から日本人が口にしてきた食事が理にかなっていることが、よくわかります。

かつては、ごはんを中心に、魚や大豆類をタンパク源とし、油を用いない調理法が中心でした。副菜には、海藻や野菜を用いた料理が並び、意図しなくてもたっぷりと食物繊維が摂れていたのです。

お米はでんぷんのほか、約7％のタンパク質やビタミン、ミネラル、食物繊維も含まれている、栄養豊かな食品です。

今年（2023年）、行われたWBC（ワールド・ベースボール・クラシック）では、日本人選手は、米国でも最低1食は出前などで和食にしていたそうです。

大リーガーの大谷翔平選手は、オフシーズン中はごはんを炊き、肉や魚を焼いたものをおかずにして、カロリーをコントロールしていると聞きます。

また、昨年のFIFAワールドカップでは、専属のシェフが同行して、日本人が好む食事が提供されていたようです。

日本人は古来、ごはんを中心にした和食で生活してきたわけですから、今後も、この伝統的な食事を基本にしていくことが重要だと思います。

主菜と副菜のバランスのとれた三食が、腸に負担をかけることなく、長寿につながるのです。

日本人は、日本人なりの「腸が喜ぶ食事」を大切にしていきたいものです。

もうひとつの腸活――自律神経を整える

前述したように、腸は自律神経によってコントロールされていますから、この自律神経を整えることも、腸活にとって大事です。

まず、質のよい睡眠をとるように心がけることです。睡眠時間は、6~7時間程度がもっとも認知症予防効果があり死亡率も低いため、元気で長生きという調査がありますから、参考にしてください。

寝る前には、目に光を当てないこと。スマホ、パソコン、テレビゲーム、テレビなどは眠りにつく1時間前には、オフにしましょう。

目に光の刺激を受けると、自然な眠りに誘うメラトニンというホルモンの分泌が減ってしまいます。メラトニンは、睡眠と覚醒のリズムを調整する大切なホルモンです。

このホルモンの分泌量が低下すると、就寝しても深い眠りに入れなかったり、すぐに目が覚めたりするといった睡眠障害が起きやすくなります。

夜10時～深夜2時は、「腸のゴールデンタイム」ともいわれており、1日の中でもっとも副交感神経が優位に働き、善玉の腸内細菌も活発に働き、腸が活性化するとされています。できるだけ、この時間帯の睡眠をとるように心がけましょう。

就寝に入る時の姿勢としては、左側を下にして横になるのがよいでしょう。

胃の形状から食べるものが流れていくルートを考えると、左側を下にすると、流れがスムースです。食べたものの逆流が防がれ、逆流性食道炎を起こしにくくなります。食べ物の順調な流れは、腸にとってもよい影響があります。

また、左側を下にして寝るのは、心臓にも負担のかからない姿勢でもあります。

心臓は左側に位置していると一般には考えられていますが、実際には、体の中心に位置しており、左寄りに傾いているような形になっています。

超音波検査をする際にも、左を下に横になっていただきます。こうすると、多くの場合、心臓が安定した状態で画像を得ることができます。

睡眠時無呼吸症候群の場合も、横向きで寝ることで、症状がよくなることがあります。仰向けで寝ると、舌や軟口蓋《なんこうがい》（のどらんこ付近の軟らかい部分）が下がり、上部の気道をふさがれ、無呼吸症候群を引き起こすことがあるためです。

ただし、左側を下にして寝るのは、内臓逆位《ぎゃくい》の方にはおすすめできません。まれに、心臓や胃が正常とは反対の側にある人がいるのですが、この状態を内臓逆位と呼んでいます。

また、リラックスするためのストレッチを行うのもよいでしょう。次ページでご紹介する2つは、私が実践しているストレッチです。

日中の気分転換のためには、ゆるジャンプもリフレッシュ効果があるので、オススメです。

就寝前に習慣にしたいストレッチ

このストレッチは、体幹のトレーニングや骨盤底筋群の強化にも役立ちます。骨盤底筋群は、骨盤の底にあり、子宮や膀胱、腸などの内臓を支えており、便を押し出す働きも担っています。

A

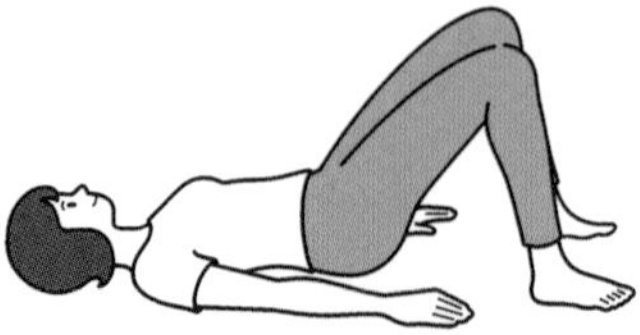

1

仰向けになり、足を肩幅くらいに開き、両膝を立てます。

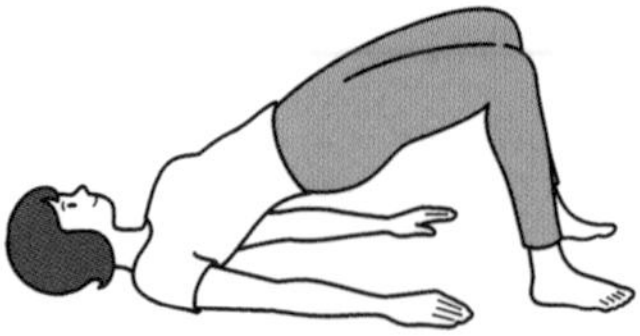

2

息を吐きながら、肛門、女性なら尿道、膣《ちつ》を締め（便や尿を我慢するようなイメージ）、骨盤底筋群を引き上げながらお尻を持ち上げます。そのまま5～10秒キープ。体をリラックスさせながらお尻を下ろします。これを5回繰り返します。

B

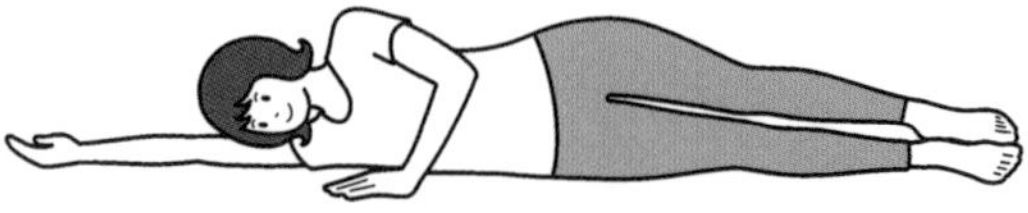

1

仰向けから横向きになります。

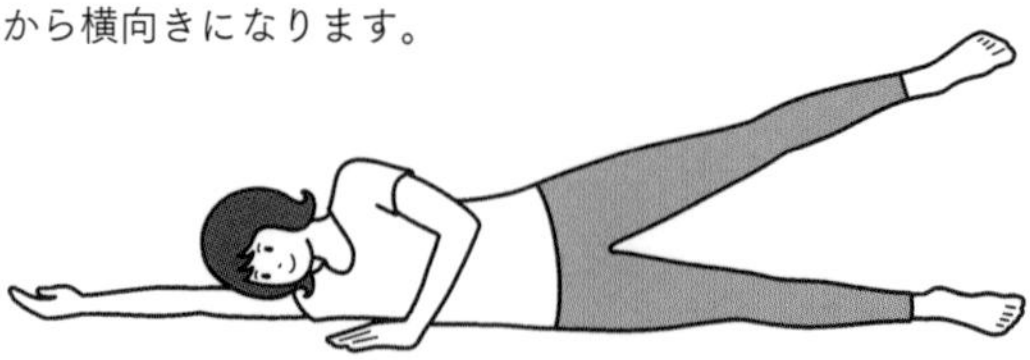

2

左脚を上方に上げ（上げられるところまででOK)、5～10秒キープします。脚を下ろし、体の向きを変えて、反対側の脚を同じように上げてキープし、下ろします。これを片側1回ずつ行います。

第8章

その不調、腸のカビが原因かもしれません

ＳＩＢＯ（小腸内細菌増殖症）

原因のわからない腹痛、便秘、下痢、膨満感に悩まされていたら……ＳＩＢＯの可能性も

私が診ている患者さんで、腹痛や便秘、下痢、腹満感などの症状を訴える方がまれならずいらっしゃいます。

通常行える限りの精密検査（胃の内視鏡、大腸内視鏡、腹部エコー、腹部ＣＴなど）を行ってもなお原因不明である方の中に、かなりの割合でＳＩＢＯ（Small Intestinal Bacterial Overgrowth ＝小腸内細菌増殖症）の患者さんが存在することが最近わかってきました。

大腸には、前述したように多数の腸内細菌が存在し、健康に大きな影響を及ぼしていますが、小腸は栄養を吸収する場で、あまり多くの細菌は存在しません。

しかし、さまざまな要因から、小腸の部分でカビの1種であるカンジタなどの真菌が急激に増殖し、豊富な栄養を分解して多量のガスを産生してしまうケースがあります。これがＳＩＢＯです。

これまでは、腹痛や便秘、下痢を繰り返す多くの患者さんはストレスが原因で発症する、いわゆる過敏性腸症候群と考えていました。

ところが、東京で専門医の診断を受けたところ、ＳＩＢＯであることがわかり、治療を受けたことで現在は落ち着いている方がおられます。

また、過敏性腸症候群の6〜8割の方が、ＳＩＢＯを合併しているともいわれています。

ＳＩＢＯを発症すると、小腸の粘膜は細菌感染により炎症を伴って痛むことが多いため、先述の症状や、脳腸連関のからみでブレインフォグ（頭がボーッとする症状）をはじめとする全身の不調にまで広がることがあります。

小腸内の真菌が過剰になり、これらがビタミンなどの栄養素を吸収してしまうこともあります。

発酵しやすい糖質が多量のガスを発生させる

小腸は、ふだんは液体で満たされ、ガスの少ない状態です。

前述したように、小腸は、胃から運ばれてきた食べ物を約2〜4時間かけてゆっくり消化し、必要な栄養成分を十分に吸収してから、大腸へと送る役目を持っています。

欧米人に比べて日本人は植物の摂取量が多いので、その消化・吸収に時間がかかるため腸が長くなってしまい、胴長になっているという話を聞いたことがあります。

最近の若い方が胴が短く脚が長くなったのは、肉食の習慣が増えてきたからでしょうか。

それは冗談として、ここからが本題です。

SIBOでは、発酵しやすい糖質が小腸の中で発酵するため、多量のガスが発生します。

このガスは主に水素とメタンで、血流に乗って全身をめぐるので、肺に至ると呼気中に含まれるようになります。

そこで、呼気中の水素・メタンの濃度を調べる試験を行い、その濃度によってＳＩＢＯかどうかを判断する検査などが行われます（この検査は保険診療外のため、自費となります。また、検査法はクリニックごとに異なります）。

ＳＩＢＯはオーストラリアのモナッシュ大学が提唱した概念で、世界的に研究が進んでいますが、日本においてはまだ十分に一般化されていない疾患概念です。

そのため、消化器病専門医の間でさえ気づかれていないケースも、少なからずあります。

カビが発生する原因は胃酸の減少、腸の運動低下……

ＳＩＢＯの発症要因として、本来小腸内への雑菌侵入を防いでいる胃酸の減少が挙げられます。胃酸が減少する要因としては、十分に食事を摂らない・摂れない、ピロリ菌に感染する、胃酸抑制薬を乱用するといったことが挙げられます。

頻繁《ひんぱん》に胃酸を抑制すると、さまざまな雑菌が小腸まで届いてしまうことになります。

プロトンポンプ阻害薬（ＰＰＩ）は、胃酸分泌を抑える作用があり、胃潰瘍や逆流性食道炎などに処方される薬で、現在もっとも広く使用されています。

なお、米国と英国で64万人を対象としてその関連性を調べた研究を解析したところ、プロトンポンプ阻害薬の長期使用により、炎症性腸疾患（クローン病、潰瘍性大腸炎など）が発症するリスクが高まると報告されています。

短期の使用は概して安全ですが、長期使用は腸内フローラに影響し、炎症性腸疾患の発症と関連する可能性がありますから、慎重な使用が求められます。

また、腸の動きが低下することで便秘となり、腸内の悪玉菌が増加することなども、ＳＩＢＯの発症原因として挙げられます。

糖尿病やストレスなどが原因で自律神経の働きが乱れることなどで、便秘が生じることもあります。

また、小腸の消化機能が低下することで、消化できない食べ物の残りかすがとどまり、それが細菌増殖を招くこともあります。

胆嚢《たんのう》を摘出したり、慢性膵炎やストレスなどが原因で膵液・胆汁が減少することでSIBOを引き起こすこともあります。

また、小腸と大腸との境界となる回盲弁《かいもうべん》の機能低下なども発症の原因として考えられます。

発酵食品、食物繊維がさらにガスの元になることも……

SIBOの治療法としては、発酵しやすい糖質を含んだ食品をできるだけ避けた食事法を行います。

腸内環境をよくしようと、ヨーグルトやごぼうや納豆、りんごなどをよく食べている方がいらっしゃるかもしれません。

しかし、SIBOの患者さんでは、こういった発酵食品や食物繊維が逆に小腸で増えたカンジタのエサとなり、この細菌はますます繁殖して大量のガスを発生させてしまいます。これでは、腸内環境をよくするどころか、逆効果になってしまいます。

発酵しやすい糖質を含んだ食品は「FODMAP」と呼ばれています。

これは、F「発酵性の」、O「オリゴ糖」、D「二糖類」、M「単糖類」、A「AND」、P「ポリオール」というふうに、発酵する性質のある4種類のグループをまとめたものです。

モナッシュ大学では、食品を高FODMAPと低FODMAPに分類しました。

一般に、高FODMAP食品を避け、低FODMAP食事法を行うなどの食事療法などが行われます。治療法も、クリニックによって違いがあります。

高FODMAP食品が大量のガスを発生させる元となるわけですが、すべての高FODMAP食品が悪さをするわけではなく、人によって、それぞれ苦手とする食品やその度合が異なったりします。つまり、かなり個人差があるということです。

高FODMAP食品で思い当たるものがあれば、止めてみてお腹の調子を見るのもひとつの手です。

ふだんの生活で、どの食品を食べた時にお腹の調子が悪くなるのか、注意深く腸の状態を見定めることで、自分に合った食事が見えてくるかもしれません。

またタンパク源として、牛や豚、鶏の骨からとったダシ（ボーンブロス）を活用することもオススメです。これらの骨は、じっくり煮ることでその中に含まれるコラーゲンが加水分解されて、ゼラチン、次に、さらに小さな低分子コラーゲンペプチドになります。

胃腸が丈夫な方は消化酵素の働きも強いので、大きな分子量のゼラチンを容易に吸収できるのですが、胃腸の弱い方は低分子コラーゲンペプチドという形にすると、吸収しやすくなります。

ＳＩＢＯに対する対策としてほかに、間食は避け、寝る直前に食事をしないようにします。また、水分をこまめに摂取しましょう。

ストレスも上手にコンコロールすることも重要です。

私自身の体験をお話しすれば、30代の米国留学中は小麦中心の食事のため、腸にカンジタが増殖したためだと思うのですが、お腹の不調に悩まされました。

留学前はお腹をこわした経験はほぼ皆無だったのですが、留学中は下痢や便秘に加えて、尻のあたりのかゆみがひどく、朝から何度もシャワーを浴びずにはいられませんでした。そのため、一時は帰国を考えたほどです。

通常の内科検査では、何も異常は見つかりませんでした。

なんとか留学期間を終えて帰国し、米中心の日本の食事に戻ると、徐々に症状が落ち着いてきて、数年後にはこれらの症状は収まりました。完全に元に戻ったなと実感するには、約10年間かかったと思います。この出来事により、毎日の食事がいかに大切であるかを、身をもって知ったのでした。

高 FODMAP 食品と低 FODMAP 食品

代表的な高FODMAP食品

野菜	アスパラガス、カリフラワー、にんにく、グリーンピース、マッシュルーム、玉ねぎ、さやえんどう、アーティチョーク、ごぼう
くだもの	りんご、りんごジュース、梨、マンゴー、チェリー、いちじく、すいか、ドライフルーツ、桃、プラム、さくらんぼ、マンゴー、ネクタリン
シリアル・穀物類	小麦・ライ麦・大麦パン、シリアル、ビスケット、スナック類
乳製品	牛乳、コンデンスミルク、エバミルク、ヨーグルト、カスタード、アイスクリーム、全粒豆乳、
タンパク源	豆類、加工肉（ソーセージ、ハム）、マリネした肉類・魚介類
ナッツ類	カシューナッツ、ピスタチオ
砂糖・甘味料・菓子	ブドウ糖果糖液糖、はちみつ、砂糖不使用の菓子

代表的な低FODMAP食品

野菜	なす、にんじん、ピーマン、きゅうり、レタス、じゃがいも、いんげん豆、チンゲン菜、ズッキーニ
くだもの	マスクメロン、キウイフルーツ（緑）、みかん、オレンジ、パイナップル
シリアル・穀物類	米、コーンフレーク、大麦、キヌアフレーク、キヌア・米・コーン製パスタ、餅、サワーブレッド、小麦・ライ麦・大麦不使用のパン
乳製品	アーモンドミルク、ブリーチーズ、カマンベールチーズ、フェタチーズ、ハードチーズ（チェダーチーズなど）、乳糖不使用牛乳、豆乳（大豆タンパク使用）
タンパク源	卵、豆腐、肉類・魚介類全般、テンペ
ナッツ類	マカダミアナッツ、ピーナッツ、かぼちゃの種、くるみ
砂糖・甘味料・菓子	ダークチョコレート、メイプルシロップ、ライスモルトシロップ、グラニュー糖

※主に、以下のサイトを参考に作成：https://www.monashfodmap.com/about-fodmap-and-ibs/

遅延型グルテン・カゼインアレルギー

バリア機能の低下した腸の壁から
ペプチドが侵入すると……

腸の粘膜（上皮細胞）は、細胞と細胞の間がすきまなく密着してバリア機能を発揮しています。

腸は、口を通じて外部と直接つながっているので、外から侵入してきた毒素やウイルス、アレルゲンなどの有害物質を体内に入れないよう、このバリア機能が備わっているのです。

ところが、ＳＩＢＯのように、小腸内にカンジタなどの真菌が増殖して大量のガスが発生すると、腸管の壁の粘膜細胞は荒れて、細胞間がゆるんでしまうことがあります。

この状態を、「リーキーガット症候群」（リーキーガット＝もれやすい腸）と呼んでいます。

細胞間がゆるんでしまうと、本来吸収されるはずのないペプチドがそのすきまから吸収されてしまいます。

ここで、このペプチドについて、ちょっと解説します。

私たちの体を構成し、日々の活動を続けるためにもっとも重要な働きをしているタンパク質。

このタンパク質を構成している最小単位は、アミノ酸という小さな分子ですが、アミノ酸とアミノ酸がつながると「ペプチド」になります。

もっと分子量が大きくなって特有の機能を持つ場合に、「タンパク質」と呼ばれるようになるのです。

10個前後のアミノ酸がつながったペプチドを「オリゴペプチド」、10個以上のアミノ酸がつながったものを「ポリペプチド」と呼びます。

さらに、アミノ酸が１００個以上つながったポリペプチドで、特有の構造や機能を持ったものが「タンパク質」です。

食事として摂取したタンパク質は、消化酵素によって低分子のペプチド、アミノ酸へと順に消化され、小腸から吸収されます。

しかし、消化酵素の不足や消化機能の低下などにより消化がうまくいかないと、比較的分子量の大きいペプチドの状態で腸に届くことが多くなります。

小麦、大麦、ライ麦などに含まれるタンパク質、「グルテン」や乳製品に含まれるタンパク質、「カゼイン」は、本来、人間が持つ消化酵素のひとつ「DPP－4」という酵素によって小さな分子に分解されます。

しかし、この酵素、DPP－4が先天的に（生まれつき）欠乏していたり、カンジダの増殖や水銀など有害金属の体内蓄積などによって十分に生成されなかったりすると、「グリアドルフィン」や「カソモルフィン」といった未消化の低分子ペプチドにとどまります。

その結果、消化されにくい状態の分子量の大きいペプチドが腸管から血中に吸収される割合が多くなります。

脳の関所を突破したペプチドは、疲労感、眠気、集中力低下……を引き起こす

今、触れたグルテン由来のペプチド、カゼイン由来のペプチドは、オピオイド効果と呼ばれる麻薬性鎮痛効果を含みます。これは、モルヒネに代表されるような効果を持つ食品ペプチドです。

これらのペプチドは、腸管から血液中へと移行し、脳の中にあって脳内に異物が入らないように門番の役割をしている血液脳関門（BBB:Blood Brain Barrier）という場所を通過してしまいます。

グリアドルフィンやカソモルフィンが脳内に到達すると、脳のオピオイド受容体に結合し、モルヒネ様の作用を引き起こします。

脳内では通常、脳の興奮と鎮静のバランスをとるべく、興奮を引き起こすドパミンという物質を放出するドパミン作動性神経と、これを抑制するＧＡＢＡ作動性神経が

うまく働いています。

ところがカソモルフィンやグリアドルフィンがGABA作動性神経のオピオイド受容体という受け手（グローブ）の役割をしている場所に結合してしまうと、脳内に過剰放電を起こす可能性があります。

その結果として、疲労感、眠気、集中力低下、音への過敏性、言語障害、知覚異常などの症状が生じやすくなります。

腸管バリアの低下が脳の働きに影響を及ぼすこの関係も、脳腸相関ととらえることができるでしょう。

最近よく知られる「グルテンフリー食」は、グリアドルフィンが悪影響を及ぼす体質の方には非常に重要です。

こういった症状が思い当たる方は、まず2~3週間、パン、パスタなどの小麦製品や、牛乳・チーズやヨーグルトなどの乳製品を止めてみるのもひとつの手です。

症状が改善しない時には、この疾患に詳しい消化器内科への受診を検討してみましょう。

抗生物質は危うい

抗生物質がカビの繁殖を招く。使用は慎重に

抗生物質は、体内に入った細菌を退治してくれる重要な薬です。

近年では、私たちの健康維持にとって欠かすことができない場面も多いものですが、安易な服用を続けるのはよくないことがわかってきました。

抗生物質の乱用が腸内フローラのバランスをくずすだけでなく、カンジタなど真菌類などの繁殖を促進させてしまう危険性があるのです。

たとえば、先ほどお話ししたＳＩＢＯのように、腸内に存在する細菌が過剰に増殖してしまうのです。

さらに最近の研究では、抗生物質の服用が大腸がん（結腸・直腸がん）のリスクを

高めることが明らかにされました。

先述のように、抗生物質は腸内フローラのバランスを変化させることによって大腸がんを発症させる可能性があるようです。

スコットランドで、１９９９年から２０１１年までの12年間の結腸・直腸がんを発症した群（７９０３名）と結腸・直腸がんを発症していない（対照）群（３０４１８名）を、データを用いて比較した研究があります。

この研究では、抗生物質の使用と結腸・直腸がんとの関連について検討しました。

その結果、結腸がん（いわゆる大腸がん）については50歳未満でも50歳以上でもなんらかの抗生剤を使用することで明らかに発症が多くなることがわかりました。

一方で、直腸がんに関しては抗生剤の使用との関連は認めませんでした。

結論としてこの研究では、なんらかの抗生物質の使用がすべての年齢層の結腸がんの発症に関与している可能性があることを示唆しました。

抗生物質の安易な服用は、腸内フローラのバランスを乱すだけでなく、真菌類などの微生物の繁殖を促進させてしまう危険性があり、結腸がんの発症リスクを高める可能性があります。

特に、50歳未満の比較的若年齢層の結腸がんのリスクがより高い傾向にあり、どうしても抗生物質を服用しなくてはいけない状況になった場合には、腸内環境をできるだけ健康な状態に保つ目的で発酵食品をつとめて摂ったり、酪酸菌製剤や乳酸菌製剤などの整腸剤を併用したほうがよさそうです。

おわりに

「ヒトは腸とともに老いる」～ヒポクラテスの言葉とともに～

2023年になり、長かった「コロナ禍」もようやく落ち着きを取り戻し始めています。

医師免許を取得して以来、コロナ禍ほど医師の職業倫理、「医の倫理」について考えさせられたことはありませんでした。

この期間、私は自分なりにヒトの生命の重要性、生命を預かる医師の責任などを考え、できるだけ正しい選択をしてきたつもりです。

正解は、今後明らかになってくるものと思いますが、いずれにせよ、大変貴重な経験をさせていただきました。

さて、本書は、これまで私が提唱してきた「ゆるジャンプ」のさらなる進化版と位置づけています。今回、焦点を当てたのは「腸の健康法」つまり「腸活」です。

本書を構成するにあたって、私たち、循環器を専門にする医師にとっての「ヒトは血管とともに老いる」という格言にあたる言葉はないだろうかと検索すると、「すべての病気は腸から始まる　All the diseases come from the intestine.」というヒポクラテスの言葉が見つかり、驚きました。

なぜなら、このヒポクラテスとは紀元前5世紀の医師であり、私たちは医師になる時に、「ヒポクラテスの誓い」と呼ばれる医の倫理に関する学びを行うからです。「ヒポクラテスの誓い」は、「医の倫理」についての宣誓文になるのですが、流石に2500年も前の医師の言葉ですので、実際にはこれを現代的な言葉で表したジュネーブ宣言（1948年）として学びます。

つまり、ヒポクラテスの名前を知らない医師はいない、といっても過言ではないと思います。

日本医師会のホームページを見ても、ヒポクラテスについての記載があり、「ヒポクラテスは医聖として世界的に尊敬されていて、わが国でもその胸像が日本医師会の敷地内やいくつもの医学部に設置され、またギリシャのコス島にある彼由来の、すずかけの老木から株分けされたいわゆる〈ヒポクラテスの木〉が全国100か所を超える医学部、病院、研究所に移植されていて人気がある……」とあります。

そして、このヒポクラテスについては当時、すでに発酵飲料であるワインの効用を見抜いていた、との記述も多々見られます。

まさに、現代のアンチエイジングのキーワードにもなっている「発酵」あるいは「発酵食品」について論じていたのですから、驚きます。

私は本書を上梓するにあたり、「西洋医学の父」「医聖」と称えられているヒポクラテスに敬意を表し、「ヒトは腸とともに老いる」という言葉を残したいと思います。

多くの皆様が「腸活」についてご理解いただき、アンチエイジングな生活をお送りいただくことを祈念しております。

伊賀瀬道也